Quelle alimentation pour le mégacôlon ?

MENARD Cédric.
DIETETICIEN-NUTRITIONNISTE.
Diplômes d'Etat français.

Merci infiniment d'avoir acheté cet ouvrage.

Edition : BoD - Books on Demand
12/14 rond-point des Champs Elysées, 75008 Paris
Imprimé par Books on Demand GmbH, Norderstedt, Allemagne
ISBN : 9782322249190
Dépôt légal : mars 2021

Bonjour et merci infiniment de votre confiance.

Je m'appelle MENARD Cédric, et je suis diététicien-nutritionniste diplômé d'Etat. J'ai effectué une partie de mes études de diététique au sein de l'hôpital psychiatrique de Picauville, ainsi qu'aux services de néphrologie et de gastro-entérologie au C.H.U de Rennes. Une fois diplômé, je me suis installé comme diététicien-nutritionniste en profession libérale en 2008. J'ai profité de mes premiers mois d'installation pour me spécialiser en micro-nutrition, et fus diplômé du Collège Européen Nutrition Traitement Obésité (CENTO) en 2009.

Attention : cet ouvrage n'est pas adapté à la perte de poids. Il fut élaboré pour vous apporter une réponse diététique adaptée à chacune et à chacun d'entre vous, en cas de mégacôlon. Cet ouvrage s'adapte en partie aux diabètes pancréatiques, ainsi qu'à l'excès de cholestérol sanguin, si ces pathologies sont associées à votre syndrôme. Cet ouvrage n'est cependant pas adapté à de quelconques intolérances ou allergies alimentaires : il vous appartiendra donc d'être vigilant(e) dans l'application des menus de proposés, et d'y faire, le cas échéant, une sélection alimentaire appropriée, notamment, par exemple, en cas d'intolérance au lactose.

Mon site Internet : **www.cedricmenarddieteticien.com**
Mon numéro de certification professionnelle **ADELI**, enregistré auprès de la DDASS : 509500435.

Sommaire

Le mégacôlon

Le mégacôlon est une dilatation excessive et permanente du côlon, il peut être également trop long (dolichocôlon). Ce mégacôlon est responsable d'épisodes de constipation chronique. La constipation chronique est un trouble du transit, caractérisé par la difficulté d'obtenir spontanément et régulièrement une évacuation suffisante du côlon. Les selles qui sont émises difficilement, sont dures car **pauvres en eau** et sont de faible volume. Pour **un adulte**, la constipation chronique correspond à l'émission **de moins de trois selles par semaine, et cela de façon quasi permanente.**

En général, la constipation est plus ou moins bien supportée. Toutefois, elle peut entraîner des complications plus ou moins graves : digestions difficiles, flatulences, maux de tête, voire au pire des cas : des **fécalomes**.

Les mesures nutritionnelles doivent permettre d'accélérer le transit intestinal en augmentant le volume des selles, et ceci en apportant des éléments riches en fibres alimentaires, en hydratant les selles, et en stimulant le transit intestinal grâce à l'activité physique qui doit être régulière et non stressante. Dans cet ouvrage, le traitement diététique de votre mégacôlon correspondra donc au traitement diététique de la constipation chronique qu'il occasionne.

La sophrologie **en association des mesures diététiques proposées dans cet ouvrage**, peut donner d'excellents résultats, et ce, dans l'optique de vous permettre d'évacuer du stress, **qui est un très puissant désorganisateur colique**.

Diététique et mégacôlon

Dans la très grande majorité des cas de constipation chronique due au mégacôlon, l'application de mesures **hygiéno-diététiques** appropriées, permettent de régler plus ou moins rapidement les troubles du transit.

<u>La diététique joue un rôle de première importance dans le traitement de la constipation due au mégacôlon</u>.

Les règles hygiéno-diététiques de base sont pour le traitement diététique des symptômes du mégacôlon :

- Augmentation du volume des selles en consommant suffisamment de fibres (céréales **complètes**, légumes verts et fruits).
- Hydratation des selles en consommant beaucoup d'eau.
- Activité physique suffisante : marche à pied, sport de loisir...
- Mode de vie sans stress (si possible), durée de sommeil suffisant, repas consommés dans le calme, sans stress.
- **<u>Ne jamais réprimer le besoin d'aller déféquer</u>** dès que le besoin se fait sentir.
- Il est important de rééduquer le réflexe exonérateur, en se présentant à la selle **chaque jour à heure régulière** (même si vous n'avez pas d'envie de déféquer sur le moment).
- Evitez au maximum la prise de laxatif sous la forme de médicament, même ceux dits de naturel (à base de coco, de rhubarbe...) **<u>Ne les utiliser qu'en dernier recours</u>**.

☞ **A savoir** : une psychothérapie peut vous être très bénéfique. La sophrologie peut également vous aider à évacuer vos tensions. Pensez également à faire contrôler votre glande thyroïde par votre médecin traitant. **L'hypothyroïdie** est très fréquente (notamment chez les femmes), et elle favorise très fortement la constipation chronique.

Les fibres alimentaires végétales

La plupart des fibres alimentaires végétales ne sont pas digérées par notre métabolisme, elles restent alors dans l'intestin où elles contrôlent la digestion des autres aliments, et interviennent dans la consistance des selles qu'elles rendent plus molles, et surtout plus consistantes.

La quantité recommandée en fibres alimentaires végétale, pour avoir un bon transit intestinal, est de **trente à quarante grammes par jour environ**.

Dans l'ensemble, les aliments qui contiennent une bonne teneur en fibres sont les fruits, les légumes verts, les légumes secs et les produits céréaliers à base de céréales **complètes**.

Il existe deux types de fibres : les fibres **solubles** et les fibres **insolubles**.

En règle générale, **les fibres solubles** sont rapidement fermentées par les bactéries du côlon et ne favorisent pas l'élimination fécale, et donc n'encouragent pas vraiment le transit intestinal (sauf quelques très rares exceptions).

Par contre, **les fibres insolubles** sont totalement différentes des fibres solubles, car ce sont elles qui favorisent le transit intestinal, et qui vous aideront à combattre votre constipation.

La plupart des aliments d'origine **végétale** contiennent les deux types de fibres.

Que les fibres soient consommées crues ou cuites, **leurs effets sur le transit intestinal restent identiques** (sauf pour la pomme et la carotte). Cependant, nous verrons que consommer **trop de fibres crues** peut irriter le côlon, et encourager votre constipation chronique au lieu de la résoudre.

Pour certain(e)s d'entre vous, l'augmentation trop brutale de la consommation de fibres alimentaires végétales peut causer des ballonnements, et éventuellement des douleurs abdominales, ainsi que des flatulences. C'est la raison pour laquelle je vous conseille de débuter votre réalimentation par de petites quantités (au sein des fruits et des légumes verts notamment), et d'augmenter ensuite progressivement leur consommation en fonction de **vos propres tolérances personnelles**, mais également en fonction des améliorations obtenues au sein de votre transit intestinal.

A noter que chez certain(e)s d'entre vous, l'effet recherché sur votre transit intestinal peut se faire sentir **que deux ou trois mois après le changement de vos habitudes alimentaires**, alors que pour d'autres, cet effet se fera dans la semaine !

Enfin, si les mesures diététiques proposées dans cet ouvrage sont (trop) longues à porter leurs fruits, vous pouvez les accompagner de médicaments phytothérapeutiques très riches en fibres insolubles tels : Citrucel, Benefibre ou Metamucil **en respectant les doses recommandées**. Cependant, il est également important de noter que certains patients souffrant de mégacôlon **ne tolèrent pas** ces médicaments.

👆 Attention, certains laxatifs sont **très irritants** pour la muqueuse colique, et sont responsables **de la maladie des laxatifs**. Il est impératif **de ne pas les consommer**. Il s'agit de spécialités ou de compléments alimentaires à base des plantes suivantes : **BOLDO, BOURDAINE, CASCARA, SENE, RHUBARBE**. (Cependant, **une** compote de rhubarbe d'environ 150g par jour ne posera pas de problème).

Je souffre également de diabète !

Les conseils diététiques de cet ouvrage vous sont **presque** tous parfaitement adaptés. **Cependant, afin d'adapter totalement cet ouvrage à votre diabète pancréatique**, je vous rappelle que tous les produits alimentaires sucrés vous sont **interdits** à la consommation ! Ainsi, si vous souffrez également de diabète pancréatique, voici des modifications à apporter à mes menus, afin de les intégrer parfaitement à cette pathologie :

- « **Sucré(e)** ». Dans le cas du diabète pancréatique, le sucre étant interdit, vous remplacerez ce terme par « **édulcoré(e)** ». Edulcorer un produit alimentaire, cela signifie y ajouter un édulcorant tels l'aspartame, le sucralose ou l'extrait de Stévia par exemple.

- Tous les desserts proposés seront fabriqués « maison », et/ou, ils seront édulcorés (riz au lait par exemple) et/ou sans sucre.

- Les confitures de fruits seront interdites, **même celles qui sont allégées en sucre**.

Je vous conseille vivement de vous procurer mon ouvrage « **Quelle alimentation pour le diabète ?** » afin d'avoir un travail plus complet en parallèle de cet ouvrage, directement adapté à votre diabète pancréatique.

J'ai également trop de cholestérol !

Cet ouvrage n'est pas spécifiquement adapté au traitement diététique de l'excès de cholestérol sanguin. Cependant, suivre les conseils diététiques qui sont proposés dans cet ouvrage, ne portera **aucun préjudice sur votre taux de cholestérol sanguin**. Vous veillerez, en association des conseils diététiques de proposés, à :

- Ne pas cuisiner dans le beurre, ni dans la margarine végétale, mais privilégiez fortement la cuisson dans l'huile d'olive extra-vierge. **Ne consommez pas plus** d'environ 10g à 20g de margarine végétale par jour (la valeur d'une cuillère à soupe rase environ), idem pour **le beurre**. **Ne consommez pas** de crème fraîche standard (à 30% de matières grasses ou plus). Favorisez tous les produits gras qui sont **allégés en matières grasses** (car ils sont allégés d'autant en cholestérol), tels la crème fraîche inférieure ou égale à 15% de matières grasses, la margarine allégée en matières grasses, le fromage blanc et les petits suisses maigres, le lait écrémé ou demi-écrémé (mais non entier)...

- Privilégiez la consommation des viandes maigres, grillez-les le plus souvent possible. Ne consommez pas le gras des viandes. Privilégiez fortement la consommation des poissons (notamment les poissons gras). Ne consommez pas trop d'œufs (au mieux, pas plus de trois par semaine). Vous veillerez à ne pas consommez de charcuteries grasses (pâtés, saucisson...)

- Votre consommation de fromage affiné sera très limitée : pas plus de deux fois 30g de fromage affiné au choix **par semaine**.

Je vous conseille vivement de vous procurer mon ouvrage « **Quelle alimentation pour le cholestérol ?** » afin d'avoir un travail plus complet en parallèle de cet ouvrage, directement adapté à votre excès de cholestérol sanguin.

Comment se présente cet ouvrage ?

1er *travail :* **nous commencerons par effectuer une enquête alimentaire. Il s'agit du chapitre 1.**

L'enquête alimentaire est un travail diététique absolument indispensable, devant être mis **sérieusement** en pratique.

Cette enquête alimentaire sous forme de questionnaires, sera partagée en trois tableaux **à points** : le premier concernera votre petit-déjeuner, le deuxième votre déjeuner et enfin le dernier vous interrogera sur votre dîner. Bien entendu, celle-ci est spécifiquement étudiée, afin de me permettre de vous fournir un avis critique et constructif sur vos habitudes alimentaires, par rapport à votre mégacôlon.

En fonction des points obtenus **au sein de chaque repas interrogé**, je vous proposerai un avis nutritionnel constructif et critique, **en rapport avec vos habitudes alimentaires actuelles, au regard de votre mégacôlon.**

Notre premier travail aura donc pour but de vous permettre de prendre conscience de vos erreurs alimentaires, suivi d'une correction de vos erreurs nutritionnelles.

2eme *travail :* **je vous présenterai chaque famille alimentaire. Il s'agit du chapitre 2.**

Il s'agira de vous familiariser avec toutes les familles alimentaires, de vous permettre de bien appréhender l'importance de chacune d'entre elles, afin de mieux gérer sur le plan nutritionnel le traitement diététique de votre mégacôlon.

De nombreux conseils **hygiéno-diététiques** vous seront proposés, vous aidant ensuite à faire les choix les plus judicieux.

3eme travail : **avec les bons outils nutritionnels, place à la pratique ! Il s'agit du chapitre 3.**

Ce troisième chapitre concernera la diététique pure.

En effet, dans la première partie de ce troisième chapitre, je vous proposerai l'élaboration de six jours de menus **très détaillés**, concernant votre petit-déjeuner, déjeuner et dîner. Cette première partie ayant pour but **l'apprentissage** de vos nouvelles habitudes alimentaires, **adaptées à votre mégacôlon**.

Dans la deuxième partie, je vous proposerai trois semaines de menus adaptées à votre mégacôlon (mais pas à la perte de poids). Ces trois semaines de menus viendront illustrer et clore votre apprentissage nutritionnel.

4eme et dernier travail : **les bilans diététiques hebdomadaires.**

A la fin de chaque semaine, je vous proposerai de nouvelles enquêtes alimentaires à points, exactement sous la même forme que l'enquête alimentaire, que vous allez effectuer dès le début de cet ouvrage.

Evidemment, en fonction de vos points hebdomadaires obtenus, une synthèse critique et constructive vous sera soumise : elle sera mauvaise, moyenne, bonne ou **je l'espère très bonne**.

Cette synthèse hebdomadaire n'aura que pour seule et unique finalité, que celle de vous aider à progresser **efficacement et intelligemment**, dans votre apprentissage nutritionnel imposé par votre mégacôlon : le but étant de toujours améliorer, semaine après semaine, vos résultats.

En faisant ainsi régulièrement le point sur vos résultats, vous progresserez efficacement et sûrement ! ***Bon courage !***

Chapitre 1
L'ENQUETE ALIMENTAIRE

Commençons notre collaboration par une enquête alimentaire. C'est l'aspect **qualitatif** de votre alimentation qui y sera surtout étudié. Remplissez les tableaux qui se succèdent au sein de ce chapitre, en essayant d'être la ou le plus impartial(e) et objectif(ve) possible.

Le petit-déjeuner

Les **astérisques*** vous renvoient à la légende qui correspond aux groupes alimentaires concernés à la page N°65 (**il est très important de vous y rendre avant de répondre aux questions posées**, afin d'éviter des erreurs d'incompréhension, pouvant remettre en cause la fiabilité de votre enquête alimentaire).

Vos habitudes alimentaires.	Point(s) acquis.
Je **ne** consomme **jamais** rien au petit-déjeuner. (Le fait de ne consommer qu'un jus de fruits, café, thé, verre d'eau... correspond à ce cas de figure). *Comptabilisez 0 point.* **Vous pouvez dans le cas présent, vous rendre directement à la page N°22, <u>sans remplir ce tableau</u>.**	

Il m'arrive <u>fréquemment</u> de ne **rien consommer** au petit-déjeuner, mais **je fais des efforts pour manger**. *Comptabilisez 2 points.*	
Je consomme **<u>toujours</u>** un petit-déjeuner. *Comptabilisez 10 points.*	
Je **ne** consomme **<u>jamais</u>** au petit-déjeuner des matières grasses (beurre, margarine...) *Comptabilisez 0 point.*	
Je consomme au petit-déjeuner, **<u>plus</u>** d'une cuillère à soupe rase de matières grasses* (beurre, MGV*...) **en général**. *Comptabilisez 0 point.*	
La quantité de matières grasses* **maxi consommée** (lorsqu'elle est consommée) au petit-déjeuner, correspond à environ une cuillère à soupe rase (beurre, MGV*...) *Comptabilisez 8 points.*	
Il m'arrive de consommer au petit-déjeuner de la viande et/ou du poisson et/ou des œufs et/ou leurs assimilés*. *Comptabilisez 0 point.*	
Je **ne** consomme **<u>jamais</u>** au petit-déjeuner, de la viande et/ou du poisson et/ou des œufs et/ou leurs assimilés*. *Comptabilisez 5 points.*	

Je **ne** consomme **pas à chaque** petit-déjeuner des féculents* (pain, biscotte...) *Comptabilisez 0 point.*	
Je consomme **à chaque** petit-déjeuner des féculents* (pain, biscotte, céréales...) *Comptabilisez 8 points.*	
Je **ne** consomme **pas** **à chaque** petit-déjeuner, des féculents* à base de **céréales complètes**. *Comptabilisez 0 point.*	
Je consomme **toujours** au petit-déjeuner, des féculents* à base de **céréales complètes**. *Comptabilisez 12 points.*	
Il m'arrive de **ne pas** consommer au petit-déjeuner un produit laitier **animal*** (à base de lait de vache, de chèvre...) *Comptabilisez 0 point.*	
Je consomme **à chaque** petit-déjeuner un produit laitier d'origine **animale*** (à base de lait de vache, de chèvre...) *Comptabilisez 10 points.*	
Je suis **intolérant(e)** au lactose. *Comptabilisez 10 points.* *(Afin de ne pas être pénalisé(e)).*	
Je **ne** consomme **pas** **à chaque** petit-déjeuner un fruit et/ou un jus de fruits et/ou une compote de fruits. *Comptabilisez 0 point.*	

Je consomme **à chaque** petit-déjeuner, un fruit et/ou jus de fruits et/ou compote. *Comptabilisez 12 points.*	
Il m'arrive de consommer au petit-déjeuner des sucres rapides* (**hors** fruits et/ou compotes de fruits). *Comptabilisez 0 point.*	
Je **ne** consomme **jamais** au petit-déjeuner, des sucres rapides* (**hors** fruits et/ou compotes de fruits). *Comptabilisez 8 points.*	
Vous calculeriez votre consommation totale de **liquide(s)** dans la matinée (eau, jus de fruit, lait, café...) **à moins** d'un litre. *Comptabilisez 0 point.*	
Vous calculeriez votre consommation totale de **liquides** dans la matinée (eau, jus de fruit, lait, café...) **à plus** d'un litre. *Comptabilisez 12 points.*	
Vous avez envie d'aller à la selle : **vous n'avez pas le temps cela attendra** ! *Comptabilisez 0 point.*	
Vous avez envie d'aller à la selle : **vous y allez sans attendre** ! *Comptabilisez 12 points.*	
TOTAL DE(S) POINT(S). *Rendez-vous à la page suivante.*	

Résultats de l'enquête alimentaire concernant votre petit-déjeuner

Trop faible	Faible	Moyen	Elevé	Parfait !
0	24	48	73	97

Baromètre de votre résultat

➢ *Vous avez comptabilisé **0 point**.*

*- Rendez-vous à la **page suivante**.*

➢ *Vous avez comptabilisé un total de points, compris entre 1 point et 48 points inclus.*

*- Rendez-vous à la **page N°23**.*

➢ *Vous avez comptabilisé un total de points, compris entre 49 points inclus et 96 points inclus.*

*- Rendez-vous à la **page N°24**.*

➢ *Vous avez comptabilisé **97 points**.*

*- Rendez-vous à la **page N°25**.*

- *Vous avez comptabilisé 0 point ?*

« Je ne consomme jamais rien au petit-déjeuner. (Le fait de ne consommer qu'un jus de fruits, café, thé, verre d'eau... correspond à ce cas de figure). »

Se priver de petit-déjeuner est catastrophique pour votre métabolisme. En effet, votre métabolisme a besoin pour bien fonctionner, d'une **alimentation équilibrée quotidienne**. Les fondamentaux d'une alimentation équilibrée vous seront expliqués ultérieurement dans l'ouvrage. Ne pas consommer de petit-déjeuner ne peut sous aucun cas résoudre votre constipation chronique due à votre mégacôlon, bien au contraire !

Il vous faut donc corriger cette très mauvaise absence alimentaire dès à présent, même si vous n'avez jamais faim à l'heure du petit-déjeuner. Si vous ne consommez jamais (ou presque jamais) rien au petit-déjeuner, votre estomac ne se prépare donc pas à recevoir, dès le réveil matinal, un bol alimentaire : il est donc toujours en « veille ». Dans ce cas, il fait de la résistance, l'appétit n'est pas présent, vous avez du mal à avaler... Dans ce cas précis, mangez **lentement** et en de **petites quantités** au début, afin d'habituer votre estomac à se mettre au travail dès votre réveil, puis vous augmenterez progressivement les quantités, jusqu'à atteindre les objectifs alimentaires proposés ultérieurement dans l'ouvrage.

Evidemment des règles nutritionnelles seront à mettre en pratique, il ne s'agira pas de consommer n'importe quoi. Dans un premier temps vous favoriserez les aliments les plus riches en fibres (fruits et féculents complets). Ces points fondamentaux seront étudiés plus tard dans l'ouvrage.

➢ *Vous pouvez vous rendre directement à la page N°25.*

- *Vous avez comptabilisé de 1 point à 48 points inclus ?*

➢ Si vous avez comptabilisé 10 points dans la case du tableau intitulée : « **Je consomme <u>toujours</u> un petit-déjeuner**. »

Bravo ! C'est très positif. **Poursuivez dans cette dynamique nutritionnelle positive**.

➢ Si vous avez comptabilisé 2 points dans la case du tableau intitulée : « **Il m'arrive fréquemment de ne rien consommer au petit-déjeuner, cependant je fais des efforts pour manger**. »

Je vous invite à consulter **également** la page précédente, concernant l'absence de petit-déjeuner et ses conséquences sur votre mégacôlon.

Quoi qu'il en soit, et quel que soit votre score comptabilisé, compris entre 1 et **48 points** inclus, je m'interroge sur **la qualité nutritionnelle** de votre petit-déjeuner, qui ne peut être qu'anarchique, aléatoire, et **<u>totalement déséquilibré</u>**. Votre petit-déjeuner doit être retravaillé en profondeur. En effet, la totalité de vos points comptabilisés, à l'issue de votre enquête alimentaire, laisse entrevoir un petit-déjeuner qui **n'est pas du tout adapté** à votre mégacôlon. Il est très fortement probable que votre petit-déjeuner soit trop pauvre en fibres végétales, en liquides (eau, jus de fruit, thé...), mais il est également possible que vous vous reteniez trop fréquemment à aller à la selle... Tous ces points, cumulés ou non, favorisent fortement votre constipation chronique. Des efforts vont vous être demandés, mais avec un peu de temps, votre petit-déjeuner finira par être adapté à un transit intestinal plus performant.

➢ *Vous pouvez vous rendre directement à la page N°25.*

- *Vous avez comptabilisé de 49 points inclus à 96 points inclus ?*

➢ Si vous avez comptabilisé 10 points dans la case du tableau intitulée : « **Je consomme <u>toujours</u> un petit-déjeuner**. »

Bravo ! C'est très positif. **Poursuivez dans cette dynamique nutritionnelle positive**.

➢ Si vous avez comptabilisé 2 points dans la case du tableau intitulée : « **Il m'arrive fréquemment de ne rien consommer au petit-déjeuner, cependant je fais des efforts pour manger**. »

Je vous invite à consulter **également** la page N° 22, concernant l'absence de petit-déjeuner et ses conséquences sur votre mégacôlon.

➢ Plus votre score comptabilisé est proche des **49 points**, et plus votre petit-déjeuner est **plus ou moins déséquilibré et inadapté à votre mégacôlon**. De nombreuses erreurs alimentaires sont présentes et devront être corrigées ! Vous semblez cependant faire des efforts afin d'adapter votre alimentation à vos troubles du transit intestinal, mais cela n'est malheureusement pas suffisant.

➢ Plus vous vous rapprochez des **96 points** comptabilisés, et plus vos petits-déjeuners sont plus ou moins **convenablement équilibrés**, mais ils ne sont cependant **pas parfaits** non plus. Dans le cas présent, votre petit-déjeuner va notamment dans le sens d'une alimentation adaptée à un transit intestinal performant. Vous êtes sur une très bonne voie. Cependant, des ajustements d'ordre nutritionnel restent nécessaires.

➢ *Vous pouvez vous rendre à la page suivante.*

- *Vous avez comptabilisé 97 points ?*

Si vous avez comptabilisé 97 points, votre petit-déjeuner est bien maîtrisé dans son ensemble. Il est parfaitement adapté à votre mégacôlon : bravo !

☝ **Pour celles et ceux qui n'ont pas comptabilisés ce nombre de points maximal, voici ce qu'il fallait faire <u>et ce qu'il faudra désormais toujours faire</u> :**

- Vous ne vous privez **jamais** de petit-déjeuner.

- Vous consommez généralement des matières grasses au petit-déjeuner, dans des quantités **<u>modérées</u>**.

- Vous **<u>ne consommez jamais</u>** au petit-déjeuner de la viande ni du poisson ni des œufs ni leurs assimilés*.

- Vous consommez **à chaque petit-déjeuner** des féculents **<u>complets</u>**.

- Vous consommez un produit laitier d'origine animale (riche en lactose) à **chaque** petit-déjeuner.

- Vous consommez un fruit (ou assimilé : jus de fruits, compote de fruits...) à **chaque** petit-déjeuner.

- Vous **limitez** votre consommation de produits sucrés (sucre, confiture, viennoiserie...) au cours du petit-déjeuner.

- Vous consommez **suffisamment** de liquide dans la matinée (eau, jus de fruits, café, thé...) : **au moins un litre**.

- Vous allez à la selle **dès que le besoin se fait sentir**.

Les apports en matières grasses

➢ Si vous avez comptabilisé o point dans la case du tableau intitulée : « **Je ne consomme jamais au petit-déjeuner des matières grasses (beurre, margarine...)** »

Ou

➢ Si vous avez comptabilisé o point dans la case du tableau intitulée : « **Je consomme au petit-déjeuner, plus d'une cuillère à soupe rase de matières grasses* (beurre, MGV*...) en général**. »

Résultat : ce sont deux mauvaises réponses.

Concernant votre régime alimentaire associé à votre mégacôlon, la consommation quotidienne de matières grasses ne jouera **pas de rôle négatif**, au contraire, celles-ci si consommées **crues**, jouent un léger rôle de lubrification du tube digestif, favorisant alors légèrement le transit intestinal.

Sur un plan strictement nutritionnel, ne pas consommer ces matières grasses quotidiennement n'est pas une bonne solution, car elles apportent des vitamines essentielles pour le bon fonctionnement général du métabolisme (vitamines A, E et D). Au titre de margarine végétale **de qualité**, je vous conseille « St Hubert oméga 3 sans huile de palme». Le beurre, consommé dans des quantités modérées, ne posera pas de problème.

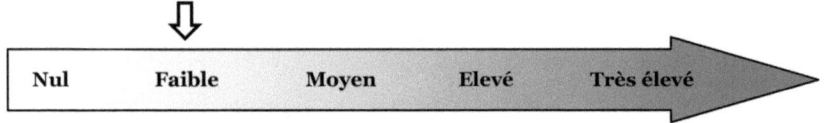

| Nul | Faible | Moyen | Elevé | Très élevé |

Degré d'importance* pour le mégacôlon au petit-déjeuner

*(A lire comme favorisant le transit intestinal)

Les apports en viande, poisson, œuf...

➤ Si vous avez comptabilisé o point dans la case du tableau intitulée : « **Il m'arrive de consommer au petit-déjeuner de la viande et/ou du poisson et/ou des œufs et/ou leurs assimilés*.** »

<u>Résultat</u> : il s'agit d'une mauvaise réponse.

Concernant votre régime alimentaire associé à votre mégacôlon, les aliments de ce groupe alimentaire ne joueront aucun rôle positif, ils joueraient même plutôt un rôle négatif **en cas de consommation excessive,** car ces aliments sont généralement riches en acides gras saturés.

Sur un plan strictement nutritionnel, les aliments de ce groupe alimentaire sont des apports élevés en acides gras saturés qui favorisent, **si consommés en excès,** les maladies cardio-vasculaires, mais également à un degré **bien moindre** la constipation chronique favorisée par votre mégacôlon. Consommer un aliment de cette catégorie au cours de vos petits-déjeuners, correspond à une suralimentation en acides gras saturés.

Ce qui est important à retenir, c'est qu'aucun aliment de ce groupe alimentaire ne doit <u>être consommé au cours du petit-déjeuner</u>.

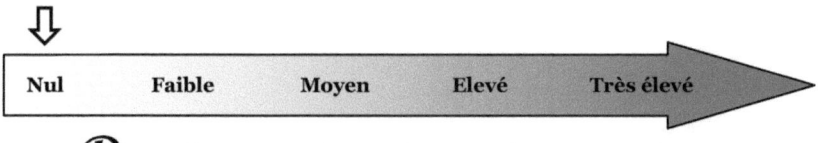

| Nul | Faible | Moyen | Elevé | Très élevé |

Degré d'importance* pour le mégacôlon au petit-déjeuner

Les apports en féculents

➢ Si vous avez comptabilisé 8 points dans la case du tableau intitulée : « **Je consomme à chaque petit-déjeuner des féculents* (pain, biscotte, céréale...) »**

Et

➢ Si vous avez comptabilisé 12 points dans la case du tableau intitulée : « **Je consomme toujours au petit-déjeuner des féculents* à base de céréales complètes.** »

Résultat : avoir répondu positivement à ces deux questions est absolument parfait.

Concernant votre régime alimentaire associé à votre mégacôlon, vous favoriserez **impérativement** la consommation des céréales **complètes à chaque petit-déjeuner**. En effet, grâce à leur richesse en fibres, ils favorisent grandement le transit intestinal. Les céréales **raffinées** (céréales non complètes : riz blanc, pâtes de froment...) **ne jouent pas** ce rôle essentiel, et **ne devront pas** être consommées.

Sur un plan strictement nutritionnel, les féculents sont absolument indispensables à chaque petit-déjeuner. En effet, l'**absence de féculent au petit-déjeuner** entraîne des déséquilibres alimentaires très importants.

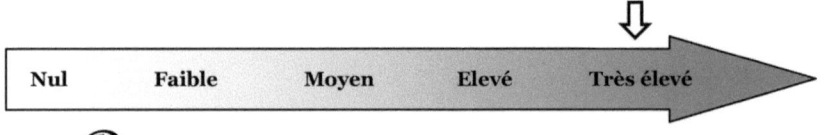

| Nul | Faible | Moyen | Elevé | Très élevé |

Degré d'importance* pour le mégacôlon au petit-déjeuner

Les apports en produits laitiers

➢ Si vous avez comptabilisé o point dans la case du tableau intitulée : « **Il m'arrive de ne pas consommer au petit-déjeuner un produit laitier <u>animal</u>* (à base de lait de vache, de chèvre…) »**

<u>Résultat</u> : avoir répondu positivement à cette question est doublement négatif (pour le traitement diététique de votre mégacôlon, ainsi que pour votre équilibre alimentaire).

Concernant votre régime alimentaire associé à votre mégacôlon, les produits laitiers **d'origine animale**, à l'exception de la majorité des fromages affinés, jouent un rôle non négligeable dans le traitement diététique de la constipation chronique, grâce à la présence du lactose qui joue un rôle **<u>d'accélérateur du transit intestinal</u>**.

Sur un plan strictement nutritionnel, un produit laitier à chaque petit-déjeuner est très important pour votre équilibre alimentaire. Votre consommation de fromage affiné sera limitée, au mieux, je vous inviterai à ne pas en consommer au cours de vos petits-déjeuners. Les produits laitiers sont sources de calcium et de vitamine D (pour les produits laitiers d'origine animale pour cette dernière), qui sont indispensables entre autres, dans la prévention de l'ostéoporose.

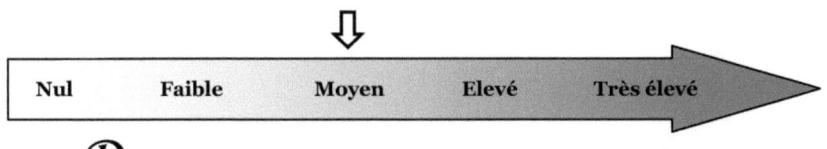

| Nul | Faible | Moyen | Elevé | Très élevé |

𝒟egré d'importance* pour le mégacôlon au petit-déjeuner

Les apports en fruits

➢ Si vous avez comptabilisé o point dans la case du tableau intitulée : « **Je ne consomme pas à chaque petit-déjeuner un fruit et/ou un jus de fruits et/ou une compote de fruits**. »

Résultat : avoir répondu positivement à cette question, est une énorme erreur nutritionnelle.

Concernant votre régime alimentaire associé à votre mégacôlon, tous les fruits qu'ils soient frais, au sirop, en jus (**avec pulpe**), crus, cuits, secs, oléagineux (noisette, amande, noix...) sont **extrêmement importants** grâce à leurs apports très élevés en fibres, mais également en eau (surtout les jus de fruits, hors fruits secs et oléagineux), qui favorisent **très fortement** le transit intestinal : **ils sont tout simplement indispensables** !

Sur un plan strictement nutritionnel, ceux-ci en plus d'apporter des fibres et de l'eau, apportent des vitamines et des sels minéraux, qui sont absolument indispensables pour le bon fonctionnement quotidien du métabolisme. Les fruits sont les principaux apports alimentaires en vitamine C.

Nul	Faible	Moyen	Elevé	Très élevé

Degré d'importance* pour le mégacôlon au petit-déjeuner

Les apports en sucres rapides

➢ Si vous avez comptabilisé 0 point dans la case du tableau intitulée : « **Il m'arrive de consommer au petit-déjeuner des sucres rapides* (hors fruits et/ou compotes de fruits).** »

Résultat : avoir répondu positivement à cette question est négatif.

Concernant votre régime alimentaire associé à votre mégacôlon, les produits sucrés ne jouent **aucun rôle d'intéressant**, même si les confitures de fruits par exemple, peuvent jouer en votre faveur grâce à des apports en fibres non négligeables. Cependant, les quantités consommées en confiture devraient être importantes, et donc entraîneraient une surcharge de votre alimentation en sucre, ce que je vous **déconseille**.

Sur un plan strictement nutritionnel, de nombreux produits sucrés, de nombreuses confiseries, les viennoiseries, les croissanteries... sont riches à très riches en sucre, mais également pour bon nombre d'entre eux, très riches également en matières grasses : **ils seront à supprimer de votre alimentation**. Les produits sucrés favorisent fortement le surpoids et l'obésité, et de façon indirecte la constipation.

Il n'y aura cependant **aucun problème** à consommer des édulcorants (aspartame, extrait de Stévia, sucralose...), ainsi que des aliments qui en contiennent.

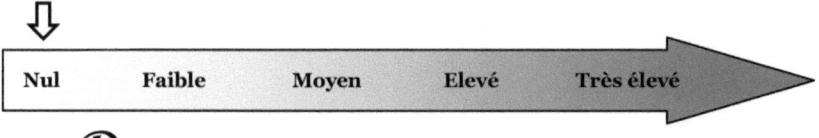

| Nul | Faible | Moyen | Elevé | Très élevé |

𝒟egré d'importance* pour le mégacôlon au petit-déjeuner

Points divers importants

➢ Si vous avez comptabilisé o point dans la case du tableau intitulée : « **Vous calculeriez votre consommation totale de liquide(s) dans la matinée (eau, jus de fruits, lait, café...) <u>à moins</u> d'un litre**. »

<u>Et/ou</u>

➢ Si vous avez comptabilisé o point dans la case du tableau intitulée : « **Vous avez envie d'aller à la selle : vous n'avez pas le temps cela attendra** ! »

<u>Résultat</u> : avoir répondu positivement à l'une de ces deux questions est négatif, si vous avez répondu aux deux questions simultanément, c'est doublement négatif.

Concernant votre régime alimentaire associé à votre mégacôlon, beaucoup n'ont pas conscience de **l'importance fondamentale** des apports en eau (sous forme de boissons notamment), dans leur alimentation pour résoudre leur problème de constipation. Il est en effet **indispensable** de boire **au minimum** deux litres d'eau par jour au total. Pour ce qui est du besoin d'aller à la selle, il est très important de **ne jamais réprimer le besoin de déféquer** (quel que soit le moment de la journée) dés que cela s'impose, sans quoi, vous allez émousser votre réflexe exonérateur et aggraver votre constipation.

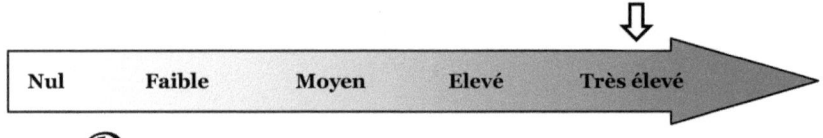

| Nul | Faible | Moyen | Elevé | Très élevé |

Degré d'importance* pour le mégacôlon au petit-déjeuner

Le déjeuner

Les **astérisques*** vous renvoient à la légende correspondant aux mots concernés à la page N°65.

Vos habitudes alimentaires.	Point(s) acquis.
Je **ne** consomme **jamais rien** au déjeuner. (Le fait de ne consommer qu'un jus de fruits, café... correspond à ce cas de figure). *Comptabilisez 0 point.* **Vous pouvez dans le cas présent, vous rendre <u>directement à la page N°38 sans remplir ce tableau</u>.**	
Il m'arrive <u>fréquemment</u> de ne rien consommer au déjeuner, cependant **je** fais **des efforts** pour manger. *Comptabilisez 2 points.*	
Je consomme **<u>toujours</u>** un déjeuner. *Comptabilisez 10 points.*	
Il m'arrive de cuisiner au déjeuner, mes viandes et/ou poissons et/ou œufs et/ou assimilés* dans les matières grasses*. *Comptabilisez 0 point.*	
Je **ne** cuisine **<u>jamais</u>** au déjeuner, mes viandes et/ou poissons et/ou œufs et/ou assimilés* dans les matières grasses*. *Comptabilisez 5 points.*	

La quantité de matières grasses consommée au cours de mon déjeuner, **dépasse** en général deux cuillères à soupe. *Comptabilisez 0 point.*	
La quantité de matières grasses consommée au cours de mon déjeuner, **ne dépasse pas** en général deux cuillères à soupe. *Comptabilisez 5 points.*	
Je **ne** consomme **pas à chaque** déjeuner, de la viande et/ou du poisson et/ou des œufs et/ou leurs assimilés*. *Comptabilisez 0 point.*	
Je consomme **à chaque** déjeuner, de la viande et/ou du poisson et/ou des œufs et/ou leurs assimilés*. *Comptabilisez 5 points.*	
Je **ne** consomme **pas à chaque** déjeuner, des féculents* (pain, pâtes, p de terre, riz...) *Comptabilisez 0 point.*	
Je consomme **à chaque** déjeuner des féculents* (pain, pâtes, p de terre, riz...) *Comptabilisez 10 points.*	
Les féculents que **je** consomme au déjeuner **ne sont pas <u>toujours</u>** à base de céréales complètes : pain complet, pâtes complètes... *Comptabilisez 0 point.*	

Les féculents que **je** consomme au déjeuner **sont toujours** à base de céréales complètes : pain complet, pâtes complètes... *Comptabilisez 12 points.*	
Je **ne** consomme **pas** à chaque déjeuner un ou des légumes verts*. *Comptabilisez 0 point.*	
Je consomme **à chaque** déjeuner un ou des légumes verts*. *Comptabilisez 12 points.*	
Il m'arrive de **ne pas** consommer au déjeuner un produit laitier **animal*** (à base de lait de vache, de chèvre...) *Comptabilisez 0 point.*	
Je consomme **à chaque** déjeuner un produit laitier d'origine **animale*** (à base de lait de vache, de chèvre...) *Comptabilisez 8 points.*	
Je privilégie comme produit laitier la consommation de fromage affiné au cours de mes déjeuners. *Comptabilisez 0 point.*	
Je **ne** privilégie **pas** comme produit laitier la consommation de fromage affiné au cours de mes déjeuners. *Comptabilisez 5 points.*	

Je suis **intolérant(e)** au lactose. *Comptabilisez 8 points.* *(Afin de ne pas être pénalisé(e)).*	
Il m'arrive de **ne pas** consommer au déjeuner un fruit et/ou une compote. *Comptabilisez 0 point.*	
Je consomme **à chaque** déjeuner un fruit et/ou une compote de fruits. *Comptabilisez 12 points.*	
Il m'arrive de consommer au déjeuner des sucres rapides* (**hors** fruits ou compotes de fruits). *Comptabilisez 0 point.*	
Je **ne** consomme **jamais** au déjeuner des sucres rapides* (**hors** fruits ou compotes de fruits). *Comptabilisez 8 points.*	
Vous calculeriez votre consommation totale de boisson (hors alcool) au cours du déjeuner **à moins** d'un demi-litre. *Comptabilisez 0 point.*	
Vous calculeriez votre consommation totale de boisson (hors alcool) au cours du déjeuner **à plus** d'un demi-litre. *Comptabilisez 12 points.*	
TOTAL DE(S) POINT(S). *Rendez-vous à la page suivante.*	

Résultats de l'enquête alimentaire concernant votre déjeuner

Trop faible	Faible	Moyen	Elevé	Parfait !
0	26	52	78	104

Baromètre de votre résultat

➢ *Vous avez comptabilisé 0 point.*

- *Rendez-vous à la page suivante.*

➢ *Vous avez comptabilisé un total de points, compris entre 1 point et 51 points inclus.*

- *Rendez-vous à la page N°39.*

➢ *Vous avez comptabilisé un total de points, compris entre 52 points inclus et 103 points inclus.*

- *Rendez-vous à la page N°40.*

➢ *Vous avez comptabilisé 104 points.*

- *Rendez-vous à la page N°41.*

- *Vous avez comptabilisé 0 point ?*

« Je ne consomme jamais rien au déjeuner. (Le fait de ne consommer qu'un jus de fruits, café, thé, verre d'eau… correspond à ce cas de figure). »

Se priver de déjeuner est catastrophique pour votre équilibre alimentaire, ainsi que pour le soin diététique de votre mégacôlon. En effet, votre métabolisme a besoin pour bien fonctionner, d'une **alimentation équilibrée quotidienne**. Une alimentation équilibrée et adaptée à votre mégacôlon, cela passe par la consommation **systématique** d'un déjeuner, qui vous apporte **des quantités d'énergie (sous forme de féculent)**, adaptées à votre degré d'activité physique. Ces féculents seront **impérativement** à base de **céréales complètes**, car celles-ci apportent beaucoup de fibres indispensables au traitement diététique de votre mégacôlon. Votre déjeuner doit également vous apporter du calcium, grâce à la consommation régulière **d'un produit laitier** (source également de lactose **si et seulement si celui-ci est d'origine animale**). Les fruits sont également extrêmement importants pour leurs apports très élevés en fibres et en eau, mais également en vitamines et en sels minéraux. Un apport en protéines animales est également nécessaire (viande, poisson, œuf, ou assimilé) pour le renouvellement des cellules entre autres… Les huiles végétales, consommées dans des quantités **modérées**, sont fondamentales pour leurs apports en oméga et en certaines vitamines (vitamines A, E et K).

Se priver de déjeuner ne fera qu'aggraver les conséquences dues à votre mégacôlon. Il est impératif de modifier dès à présent cette très mauvaise habitude alimentaire. Enfin, se priver de déjeuner stress le métabolisme, ce qui encourage la constipation.

➤ *Vous pouvez vous rendre directement à la page N°41.*

- *Vous avez comptabilisé de 1 point à 51 points inclus ?*

➤ Si vous avez comptabilisé 10 points dans la case du tableau intitulée : « **Je consomme <u>toujours</u> un déjeuner**. »

Bravo ! C'est très positif. **Poursuivez dans cette dynamique nutritionnelle positive**.

➤ Si vous avez comptabilisé 2 points dans la case du tableau intitulée : « **Il m'arrive fréquemment de ne rien consommer au déjeuner, cependant je fais des efforts pour manger**. »

Je vous invite à consulter **également** la page précédente concernant l'absence de déjeuner, et ses conséquences sur votre mégacôlon.

Quoi qu'il en soit, et quel que soit votre score comptabilisé compris entre **1** et **51 points** inclus, je m'interroge sur **la qualité** nutritionnelle de votre déjeuner, qui ne peut être qu'anarchique, aléatoire, déséquilibré et surtout **totalement inadapté au traitement diététique de votre mégacôlon**. Votre déjeuner doit être retravaillé en profondeur. En effet, la totalité de vos points comptabilisés, à l'issue de votre enquête alimentaire, laisse entrevoir un déjeuner susceptible d'entretenir sérieusement votre constipation, voire même de la favoriser : votre alimentation est **trop pauvre en fibres** (insuffisance de légumes verts et de fruits), en eau... voire en produits laitiers d'origine animale (hors fromages affinés), qui sont sources de lactose et de calcium (si vous êtes intolérant(e) au lactose, cette dernière remarque vous pénalise, désolé). Des ajustements nutritionnels seront nécessaires, mais avec un peu de bonne volonté, vous y arriverez sans aucun problème.

➤ *Vous pouvez vous rendre directement à la page N°41.*

- *Vous avez comptabilisé de 52 points inclus à 103 points inclus ?*

➢ Si vous avez comptabilisé 10 points dans la case du tableau intitulée : « **Je consomme <u>toujours</u> un déjeuner**. »

Bravo ! C'est très positif. **Poursuivez dans cette dynamique nutritionnelle positive**.

➢ Si vous avez comptabilisé 2 points dans la case du tableau intitulée : « **Il m'arrive fréquemment de ne rien consommer au déjeuner, cependant**... »

Je vous invite à consulter **également** la page N° 38 concernant l'absence de déjeuner, et ses conséquences sur votre constipation chronique due à votre mégacôlon.

➢ Plus votre score comptabilisé est proche des **52 points**, et plus votre déjeuner est **plus ou moins déséquilibré, et est plus ou moins inadapté** à votre mégacôlon. Une insuffisance d'apports alimentaires en légumes verts et/ou en fruits... est certainement à déplorer, peut-être ne buvez-vous pas suffisamment d'eau non plus. Une consommation insuffisante de produits laitiers peut également être d'actualité... De nombreuses erreurs alimentaires devront être corrigées au plus vite !

➢ Plus vous vous rapprochez des **103 points** comptabilisés, et plus votre déjeuner est **convenablement équilibré** dans son ensemble, mais **il n'est cependant pas totalement adapté** à votre mégacôlon. Dans le cas présent, vous avez plus de bonnes habitudes alimentaires que de mauvaises. Il ne vous reste plus que quelques efforts d'ordre nutritionnel à opérer, pour obtenir une alimentation bien maîtrisée, et surtout parfaitement adaptée à votre mégacôlon au cours de vos déjeuners.

➢ *Vous pouvez vous rendre à la page suivante.*

- *Vous avez comptabilisé 104 points ?*

Si vous avez comptabilisé 104 points, votre déjeuner est très bien maîtrisé dans son ensemble. Il est parfaitement adapté à votre mégacôlon : bravo !

☝ **Pour celles et ceux qui n'ont pas comptabilisés ce nombre de points maximal, voici ce qu'il fallait faire, <u>et ce qu'il faudra désormais toujours faire</u> :**

- Vous ne vous privez **jamais** de déjeuner.

- Vous consommez des matières grasses dans des quantités **modérées** au cours du déjeuner.

- Vous consommez **à chaque déjeuner** de la viande ou du poisson ou des œufs ou leurs assimilés*. Vous ne les cuisiner **jamais** dans les matières grasses.

- Vous consommez à **chaque** déjeuner des féculents **complets**.

- Vous consommez des légumes verts à **chaque** déjeuner.

- Vous consommez des produits laitiers à **chaque** déjeuner, et ces produits laitiers d'origine animale sont sources de lactose (sauf si intolérance au lactose). Vous **limitez** votre consommation de fromage affiné au cours du déjeuner.

- Vous consommez un fruit (ou assimilé) à **chaque** déjeuner.

- Vous **limitez** votre consommation de sucre et de produit sucré au déjeuner.

- Vous consommez **suffisamment** d'eau de boisson au cours de vos déjeuners : au moins deux grands verres (un demi-litre).

Les apports en matières grasses

➢ Si vous avez comptabilisé 0 point dans la case du tableau intitulée : « **Il m'arrive de cuisiner au déjeuner, mes viandes et/ou poissons et/ou œufs et/ou assimilés* dans les matières grasses*** ».

Et/ou

➢ Si vous avez comptabilisé 0 point dans la case du tableau intitulée : « **La quantité de matières grasses consommée au cours de mon déjeuner, dépasse en général deux cuillères à soupe**. »

Résultat : avoir répondu à l'une de ces deux questions, ou pire au deux, est une mauvaise réponse.

Concernant votre régime alimentaire associé à votre mégacôlon, comme cela fut abordé au sein du petit-déjeuner, les matières grasses jouent un rôle **peu important** dans le traitement diététique de votre mégacôlon. Cependant, nous verrons que certaines huiles végétales sont à favoriser telles l'huile d'olive et l'huile de paraffine. Deux cuillères à soupe par déjeuner représentent une quantité à ne pas dépasser au cours du déjeuner. Les graisses cuites (fritures, cuissons des viandes, poissons... dans les matières grasses) seront **déconseillées**.

⇩

| Nul | Faible | Moyen | Elevé | Très élevé |

Degré d'importance* pour le mégacôlon au déjeuner

Les apports en viande, poisson, œuf...

➢ Si vous avez comptabilisé o point dans la case du tableau intitulée : « **Je ne consomme pas à chaque déjeuner, de la viande et/ou du poisson et/ou des œufs et/ou leurs assimilés*.** »

Résultat : il s'agit d'une mauvaise réponse essentiellement d'ordre nutritionnel global.

Concernant votre régime alimentaire associé à votre mégacôlon, ce groupe alimentaire ne joue pas de rôle prépondérant dans son traitement diététique. De plus, il est important de noter que les viandes les plus grasses peuvent jouer un rôle délétère : **elles seront donc à éviter.** Il sera important d'éviter de cuire vos poissons, viandes et assimilés* dans les matières grasses, mais plutôt de les griller, ou de les cuire en papillote, au four, au court-bouillon... Enfin, les charcuteries les plus grasses seront à éviter également, car **elles n'apportent aucune fibre**, et elles sont riches en acides gras saturés et en cholestérol : elles ne représentent donc aucun intérêt.

Sur un plan strictement nutritionnel, il est important de consommer une part de ce groupe alimentaire à chaque déjeuner (hors charcuteries grasses et viandes trop grasses). Ces aliments sont sources de protéines, de fer, de zinc...

Nul	Faible	Moyen	Elevé	Très élevé

Degré d'importance* pour le mégacôlon au déjeuner

Les apports en féculents

➢ Si vous avez comptabilisé 0 point dans la case du tableau intitulée : « **Je ne consomme pas à chaque déjeuner des féculents (pain, pâtes, p de terre, riz...)** »

Et/ou

➢ Si vous avez comptabilisé 0 point dans la case du tableau intitulée : « **Les féculents que je consomme au déjeuner ne sont pas <u>toujours</u> à base de céréales complètes : pain complet, pâtes complètes...** »

<u>Résultat</u> : il s'agit de deux **très mauvaises** réponses.

Concernant votre régime alimentaire associé à votre mégacôlon, <u>seuls</u> les féculents <u>complets</u> (pain complet, pain de son, riz complet, légumes secs, pâtes complètes...) jouent un rôle de première importance grâce à leur richesse en fibres, **au contraire des céréales raffinées ou blutées** que sont le pain blanc, le riz blanc, les pâtes de froments **<u>qui sont à bannir de votre alimentation</u>** (car trop pauvres en fibres).

Sur un plan strictement nutritionnel, les féculents sont absolument indispensables lors de chaque déjeuner (idem pour le petit-déjeuner). Sans le respect de cette règle nutritionnelle, **<u>votre alimentation quotidienne ne peut être équilibrée</u>**.

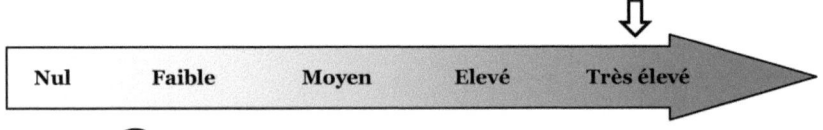

Degré d'importance* pour le mégacôlon au déjeuner

Les apports en légumes verts

➢ Si vous avez comptabilisé o point dans la case du tableau intitulée : « **Je ne consomme pas à chaque déjeuner un ou des légumes verts**. »

Résultat : avoir répondu positivement à cette question, est une erreur **de première importance**.

Concernant votre régime alimentaire associé à votre mégacôlon, tous les légumes verts seront consommables sans problème, bien au contraire (on **limitera** cependant la consommation de rhubarbe). Ceux-ci sont des aliments fondamentaux, et de premier ordre, pour le traitement diététique de votre mégacôlon. Leur richesse en fibres, mais également en eau, en font des alliés indispensables pour votre transit intestinal. Les légumes verts seront consommés cuits ou crus. **Leur consommation régulière sous forme de potage est absolument parfaite**.

La cuisson des légumes verts dans **un peu** d'huile végétale (pas plus d'une à deux cuillères à soupe, au mieux il s'agira d'huile d'olive), ne posera pas de problème et ne sera pas à considérer comme une cuisson dans des graisses cuites.

Sur un plan strictement nutritionnel, les légumes verts sont également des apports essentiels en vitamines et en sels minéraux, qui sont indispensables au bon fonctionnement quotidien du métabolisme.

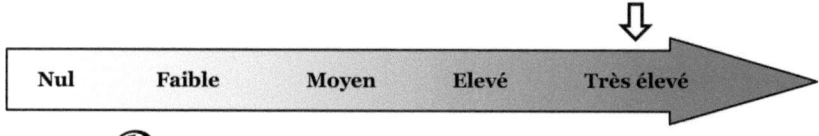

| Nul | Faible | Moyen | Elevé | Très élevé |

Degré d'importance* pour le mégacôlon au déjeuner

Les apports en produits laitiers

➢ Si vous avez comptabilisé o point dans la case du tableau intitulée : « **Il m'arrive de ne pas consommer au déjeuner un produit laitier (d'origine) <u>animale</u>* (à base de lait de vache, de chèvre…)** »

<u>Et/ou</u>

➢ Si vous avez comptabilisé o point dans la case du tableau intitulée : « **Je privilégie comme produit laitier la consommation de fromage affiné* au cours de mes déjeuners.** »

<u>Résultat</u> : il s'agit de deux mauvaises réponses (sauf si vous souffrez d'intolérance au lactose, où vous êtes dédouané(e)).

Concernant votre régime alimentaire associé à votre mégacôlon, mes remarques concernant les produits laitiers au cours du déjeuner, sont identiques à celles de prodiguées au sein du petit-déjeuner. Un produit laitier d'origine animale sera consommé à chaque déjeuner, et les fromages affinés ne seront pas privilégiés (car absence ou insuffisance en lactose). La crème fraîche sera consommée dans des quantités limitées. Toutes mes remarques concernant les produits laitiers d'origine animale et le lactose, ne sont pas à prendre en considération au premier degré, **<u>si vous souffrez d'intolérance au lactose</u>.**

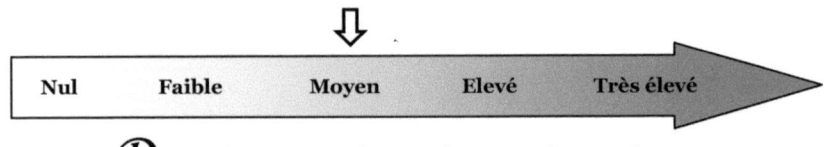

| Nul | Faible | Moyen | Elevé | Très élevé |

𝒟egré d'importance* pour le mégacôlon au déjeuner

Les apports en fruits

➢ Si vous avez comptabilisé o point dans la case du tableau intitulée : « **Il m'arrive de ne pas consommer au déjeuner un fruit et/ou une compote**. »

Résultat : avoir répondu positivement à cette question est une erreur nutritionnelle de très grande importance.

Concernant votre régime alimentaire associé à votre mégacôlon, comme cela fut déjà abordé au sujet de vos petits-déjeuners, les fruits frais, les fruits secs, les fruits cuits (sous forme de compote, au four, sous forme de jus avec pulpe...), les fruits oléagineux... sont extrêmement importants au cours du traitement diététique de votre mégacôlon. Leurs apports en fibres, mais également en eau pour la plupart d'entre eux, en font avec les légumes verts, des alliés nutritionnels de première importance. Sans leur consommation régulière et importante au cours de **tous déjeuners**, vous ne parviendrez pas à traiter efficacement et durablement votre constipation chronique, due à votre mégacôlon.

Sur un plan strictement nutritionnel, leurs apports en vitamines et en sels minéraux sont également fondamentaux pour le bon fonctionnement quotidien de votre métabolisme.

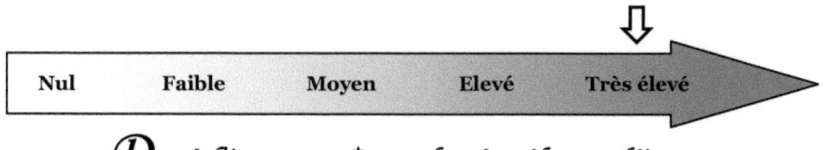

$\mathcal{D}$egré d'importance* pour le mégacôlon au déjeuner

Les apports en sucres rapides

➢ Si vous avez comptabilisé o point dans la case du tableau intitulée : « **Il m'arrive de consommer au déjeuner des sucres rapides* (hors fruits ou compotes de fruits)**.»

Résultat : avoir répondu positivement à cette question n'est pas l'idéal.

Concernant votre régime alimentaire associé à votre mégacôlon, comme je l'ai déjà précisé au sujet du petit-déjeuner, de nombreux produits sucrés, de nombreuses confiseries, les viennoiseries, les croissanteries… d'origines industrielles ou artisanales, sont riches à très riches en sucre ainsi qu'en matières grasses. Comme au sein du petit-déjeuner, ces aliments seront à éviter au maximum au cours du déjeuner. Ils seront interdits en cas de diabète pancréatique. Ces apports en produits sucrés, associés à des apports en matières grasses au cours du déjeuner, favoriseront très fortement la prise de poids.

Ces aliments riches en sucre n'ont aucune vertu d'ordre nutritionnel, leur intérêt dans votre alimentation, ainsi qu'au regard de votre mégacôlon, est donc **totalement nul. Ils vous sont très vivement déconseillés**.

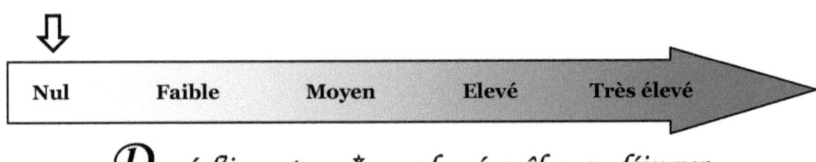

| Nul | Faible | Moyen | Elevé | Très élevé |

Degré d'importance* pour le mégacôlon au déjeuner

Le dîner

Les **astérisques*** vous renvoient à la légende correspondant aux mots concernés à la page N°65.

Vos habitudes alimentaires.	Point(s) acquis.
Je **ne** consomme **jamais** rien au dîner. (Le fait de ne consommer qu'un jus de fruits, café... correspond à ce cas de figure). *Comptabilisez 0 point.* **Vous pouvez dans le cas présent, vous rendre <u>directement à la page N°54, sans remplir ce tableau</u>.**	
Il m'arrive <u>fréquemment</u> de ne rien consommer au dîner, cependant je fais **des efforts pour manger.** *Comptabilisez 2 points.*	
Je consomme **<u>toujours</u>** un dîner. *Comptabilisez 10 points.*	
Il m'arrive de cuisiner au dîner mes viandes et/ou poissons et/ou œufs et/ou assimilés* dans les matières grasses*. *Comptabilisez 0 point.*	
Je **ne** cuisine **<u>jamais</u>** au dîner mes viandes et/ou poissons et/ou œufs et/ou assimilés* dans les matières grasses*. *Comptabilisez 5 points.*	

La quantité de matières grasses consommée au cours de mon dîner, **dépasse** en général deux cuillères à soupe. *Comptabilisez 0 point.*	
La quantité de matières grasses consommée au cours de mon dîner, **ne dépasse pas** deux cuillères à soupe en général. *Comptabilisez 5 points.*	
Je **ne** consomme **pas à chaque** dîner (**ou jamais**) de la viande et/ou du poisson et/ou des œufs et/ou leurs assimilés*. *Comptabilisez 5 points.*	
Je consomme **à chaque** dîner de la viande et/ou du poisson et/ou des œufs et/ou leurs assimilés*. *Comptabilisez 5 points.*	
Je **ne** consomme **pas à chaque** dîner des féculents* (pain, pâtes, p de terre, riz...) *Comptabilisez 3 points.*	
Je consomme **à chaque** dîner des féculents* (pain, pâtes, p de terre, riz...) *Comptabilisez 3 points.*	
Les féculents* que **je** consomme au dîner **ne sont pas toujours** des féculents complets. *Comptabilisez 0 point.*	

Les féculents* que **je** consomme au dîner sont **toujours** des féculents complets. *Comptabilisez 12 points.*	
Je **ne** consomme **jamais** aux dîners des féculents* (pain, pâtes, p de terre, riz...) *Comptabilisez 15 points.* *(Points obtenus « anti-pénalité » : voir page N°60)*	
Je **ne** consomme **pas** à chaque dîner un ou des légumes verts*. *Comptabilisez 0 point.*	
Je consomme **à chaque** dîner un ou des légumes verts*. *Comptabilisez 12 points.*	
Il m'arrive de **ne pas** consommer au dîner un produit laitier **animal*** (à base de lait de vache, de chèvre...) *Comptabilisez 0 point.*	
Je consomme **à chaque** dîner un produit laitier d'origine **animale*** (à base de lait de vache, de chèvre...) *Comptabilisez 8 points.*	
Je privilégie comme produit laitier la consommation de fromage affiné au cours de mes dîners. *Comptabilisez 0 point.*	
Je **ne** privilégie **pas** comme produit laitier la consommation de fromage affiné au cours de mes dîners. *Comptabilisez 10 points.*	

Je suis **intolérant(e)** au lactose. *Comptabilisez 8 points.* *(Afin de ne pas être pénalisé(e)).*	
Je **ne** consomme **pas** à chaque dîner un fruit et/ou une compote de fruits. *Comptabilisez 0 point.*	
Je consomme **à chaque** dîner un fruit et/ou une compote de fruits. *Comptabilisez 12 points.*	
Il m'arrive de consommer au dîner des sucres rapides* (**hors** fruits ou compotes). *Comptabilisez 0 point.*	
Je **ne** consomme **jamais** au dîner des sucres rapides* (**hors** fruits ou compotes de fruits). *Comptabilisez 8 points.*	
Vous calculeriez votre consommation **totale** de boisson (hors alcool) au cours de l'après-midi et du dîner **à moins** d'un litre. *Comptabilisez 0 point.*	
Vous calculeriez votre consommation **totale** de boisson (hors alcool) au cours de l'après-midi et du dîner **à plus** d'un litre. *Comptabilisez 12 points.*	
TOTAL DE(S) POINT(S). *Rendez-vous à la page suivante.*	

Résultats de l'enquête alimentaire concernant votre dîner

Trop faible	Faible	Moyen	Elevé	Parfait !
0	25	51	77	102

Baromètre de votre résultat

➤ *Vous avez comptabilisé 0 point.*

- *Rendez-vous à la **page suivante**.*

➤ *Vous avez comptabilisé un total de points, compris entre 1 point et 50 points inclus.*

- *Rendez-vous à la **page N°55**.*

➤ *Vous avez comptabilisé un total de points, compris entre 51 points inclus et 101 points inclus.*

- *Rendez-vous à la **page N°56**.*

➤ *Vous avez comptabilisé 102 points.*

- *Rendez-vous à la **page N°57**.*

- *Vous avez comptabilisé 0 point ?*

« Je ne consomme jamais rien au dîner. (Le fait de ne consommer qu'un jus de fruits, café, thé, verre d'eau... correspond à ce cas de figure). »

Se priver de dîner est très problématique pour le traitement diététique de votre mégacôlon, car cela prive votre métabolisme d'éléments nutritifs essentiels telles des fibres, accélératrices du transit intestinal. Se priver de dîner est donc totalement à éviter. De plus, votre métabolisme a besoin, pour bien fonctionner, d'une **alimentation équilibrée quotidienne**. Une alimentation équilibrée, cela passe également par la consommation **systématique** d'un dîner, qui vous apporte de bonnes quantités de vitamines et de sels minéraux, permettant à votre organisme de bien récupérer des efforts de votre journée. La consommation des féculents **n'y sera pas obligatoire**. Votre dîner doit également vous apporter du calcium, grâce à la consommation d'un produit laitier, au mieux source de lactose. Les fruits et les légumes verts y sont également **extrêmement importants**, pour leurs apports en vitamines, en sels minéraux, ainsi que pour leurs fibres (très importantes nous l'avons déjà vu), **dont les actions seront optimales au cours de votre période de sommeil**.

Le dîner joue donc un rôle fondamental dans la phase de récupération nocturne du métabolisme, faisant suite à vos journées. L'organisme, pendant la phase de sommeil, se servira des nutriments apportés pendant le dîner, pour refaire ses réserves et pour épurer votre métabolisme des déchets formés dans la journée. Le dîner sera impérativement riche, voire très riche en fibres, car celles-ci seront également utilisées de façon optimale pendant la phase de sommeil par votre tube digestif.

➤ *Vous pouvez vous rendre directement à la page N°57.*

- Vous avez comptabilisé de 1 point à 50 points inclus ?

➢ Si vous avez comptabilisé 10 points dans la case du tableau intitulée : « **Je consomme toujours un dîner**. »

Bravo ! Poursuivez dans cette dynamique très positive.

➢ Si vous avez comptabilisé 2 points dans la case du tableau intitulée : « **Il m'arrive fréquemment de ne rien consommer au dîner, cependant je fais des efforts pour manger**. »

Je vous invite à consulter **également** la page précédente concernant l'absence de dîner, et ses conséquences d'ordre nutritionnel sur le mégacôlon.

Quoi qu'il en soit, et quel que soit votre score comptabilisé, compris entre **1** et **50 points** inclus, votre dîner souffre d'un très profond déséquilibre alimentaire. Au sujet de vos apports alimentaires en fruits et en légumes verts, sources alimentaires principales de fibres, il est très fortement probable pour que ceux-ci soient **très insuffisants**. En ce qui concerne vos apports alimentaires en matières grasses et en sucres rapides, il est également probable pour que ceux-ci soient **trop élevés**. Le dîner ne doit pas être pris à la légère, celui-ci est tout aussi important que les deux autres repas de la journée, son rôle est simplement différent. En effet, les nutriments apportés à ce repas sont utilisés par le métabolisme pendant le sommeil, dans une optique de récupération et d'épuration. Nous nous servirons de votre dîner pour vous permettre d'apporter un maximum de fibres (sous forme de légumes verts et de fruits notamment), **autant dire que son rôle est capital** !

➢ *Vous pouvez vous rendre directement à la page N°57.*

- *Vous avez comptabilisé de 51 points inclus à 101 points inclus ?*

➢ Si vous avez comptabilisé 10 points dans la case du tableau intitulée : **« Je consomme toujours un dîner. »**

Bravo ! Poursuivez dans cette dynamique très positive.

➢ Si vous avez comptabilisé 2 points dans la case du tableau intitulée : **« Il m'arrive fréquemment de ne rien consommer au dîner, cependant**... **»**

Je vous invite à consulter **également** la page N°54 concernant l'absence de dîner, et ses conséquences d'ordre nutritionnel sur le mégacôlon.

➢ Plus votre score comptabilisé est proche des **51 points** et plus votre dîner est **plus ou moins déséquilibré**, mais également **(trop) pauvre** en fibres. Il est également possible que vous ne buviez pas suffisamment au cours de vos journées. Ne négligez pas l'importance du dîner, car celui-ci jouera un grand rôle dans le traitement diététique de votre mégacôlon. De nombreuses erreurs alimentaires devront être corrigées au plus vite !

➢ Plus vous vous rapprochez des **101 points** comptabilisés, et plus votre dîner est **plus ou moins adapté** à votre mégacôlon, mais il n'est **pas parfait** non plus. Vos apports alimentaires **en fibres**, en matières grasses, en sucres rapides, en boissons (non alcoolisées) semblent être plutôt bien contrôlés... Quelques modifications seront à apporter, mais dans l'ensemble vos habitudes alimentaires au sein de votre dîner, semblent être plus ou moins correctes.

➢ *Vous pouvez vous rendre à la page suivante.*

- *Vous avez comptabilisé 102 points ?*

Si vous avez comptabilisé 102 points, votre dîner est très bien maîtrisé dans son ensemble. Il est parfaitement adapté à votre mégacôlon : bravo !

☝ **Pour celles et ceux qui n'ont pas comptabilisés ce nombre de points maximal, voici ce qu'il fallait faire, <u>et ce qu'il faudra désormais toujours faire</u> :**

- Vous ne vous privez **jamais** de dîner.

- Vous consommez des matières grasses dans des quantités **modérées** au cours du dîner.

- La viande ou le poisson ou les œufs ou leurs assimilés* <u>si</u> <u>consommés</u>, ne sont jamais cuits dans les matières grasses.

- <u>Si</u> vous consommez des féculents au diner, il s'agit toujours de féculents <u>**complets**</u>.

- Vous consommez des légumes verts à **chaque** dîner.

- Vous consommez un produit laitier d'origine animale, **source de lactose**, à **chaque** dîner (si vous ne souffrez évidemment pas d'intolérance au lactose). Vous ne privilégiez pas la consommation de fromage affiné au dîner.

- Vous consommez un fruit (ou assimilé) à **chaque** dîner.

- Vous **ne consommez pas** de sucre ni de produit sucré au dîner.

- Vous consommez **suffisamment** d'eau de boisson au cours de vos après-midis et de vos dîners.

Les apports en matières grasses

➢ Si vous avez comptabilisé o point dans la case du tableau intitulée : « **Il m'arrive de cuisiner au dîner mes viandes et/ou poissons et/ou œufs et/ou assimilés* dans les matières grasses*** ».

Et/ou

➢ Si vous avez comptabilisé o point dans la case du tableau intitulée : « **La quantité de matières grasses consommée au cours de mon dîner, dépasse en général deux cuillères à soupe.** »

Résultat : avoir répondu positivement à l'une de ces deux questions ou au deux, est une mauvaise réponse.

Concernant votre régime alimentaire associé à votre mégacôlon, mes conseils diététiques sont identiques à ceux de prodigués au sujet du déjeuner, concernant la consommation des matières grasses. A noter également que la consommation de plats gras (et donc de matières grasses en quantité excessive) au dîner, **et/ou** de plats riches en matières grasses **cuites**, favorisent **un sommeil agité, et donc un sommeil de mauvaise qualité**, ce qui représente un facteur négatif de grande importance au regard du traitement hygiéno-diététique de votre mégacôlon. Au mieux, vous éviterez donc les dîners trop gras et/ou à base de matière grasse cuite.

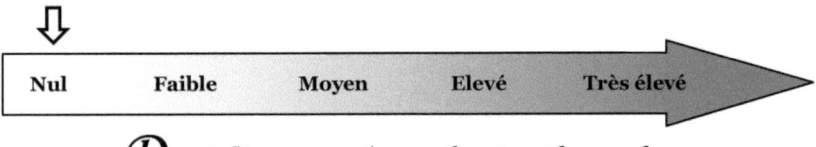

| Nul | Faible | Moyen | Elevé | Très élevé |

Degré d'importance* pour le mégacôlon au dîner

58

Les apports en viande, poisson, œuf...

Quelles que soient vos habitudes alimentaires au sein de vos dîners, concernant les apports en viandes, poissons, œufs ou de certains de leurs assimilés, vous avez comptabilisé le même nombre de points, c'est à dire **5 points**.

Concernant votre régime alimentaire associé à votre mégacôlon, comme cela fut déjà abordé au sein du déjeuner, ce groupe alimentaire ne joue pas de rôle prépondérant dans son traitement diététique. Cependant, j'attire tout de même votre attention sur la nécessité d'éviter de cuire ces aliments dans les matières grasses, notamment au cours du dîner, car comme cela fut observé à la page précédente, il s'agit dans ce cas de **graisses cuites** qui ne favorisent pas la digestion, et qui rendent alors le sommeil plus perturbé et donc moins enclin à vous aider à régler votre problème de constipation chronique, résultant de votre mégacôlon.

En définitive vous avez le choix. Vous pouvez ou non, consommer un aliment de ce groupe alimentaire au cours du dîner. Au mieux, vous choisirez, comme cela fut proposé au cours du déjeuner, les aliments maigres cuits sans matière grasse. Quoi qu'il en soit, toutes mes propositions de menus concernant les dîners, apporteront un aliment de ce groupe alimentaire.

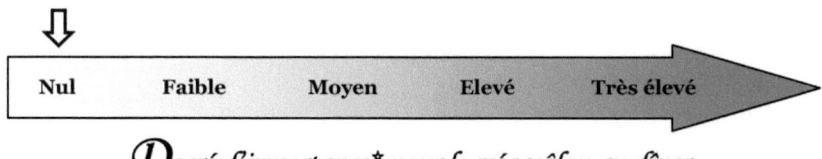

Nul   Faible   Moyen   Elevé   Très élevé

Degré d'importance* pour le mégacôlon au dîner

Les apports en féculents

Que vous consommiez ou non des féculents au dîner, je considère que c'est du pareil au même, à la condition que les féculents de consommés soient **absolument à base de céréales complètes**.

Je considère leur consommation **au dîner** comme non indispensable. Ils sont, dans la grande majorité des cas, parfaitement, et même **avantageusement non consommés** au sein du dîner (contrairement aux deux autres repas principaux de la journée), surtout si vous désirez perdre du poids. En effet, vous n'avez pas besoin d'autant d'énergie pendant vos nuits que pendant vos journées, d'où les **15 points** comptabilisés pour celles et ceux qui **n'en consomment jamais** au sein du dîner. Cependant, en consommer à chaque dîner ne sera pas préjudiciable non plus, d'où les **3 points** comptabilisés si vous en consommez à ce repas, **mais additionnés** de **12 points**, **si ceux-ci sont toujours à base de céréales complètes**, ce qui équilibre la balance à **15 points** (si addition des deux conditions).

Concernant votre régime alimentaire associé à votre mégacôlon, consommer ou non des féculents au dîner n'aura aucune incidence particulière (sauf si vous recherchez à perdre du poids). Cependant, vous veillerez à les consommer **impérativement toujours complets**. Je précise qu'ils ne seront pas toujours présents au dîner dans les menus que je vous proposerai. Enfin, ne pas consommer de féculent au dîner vous encouragera à consommer plus de légumes verts...

Nul	Faible	Moyen	Elevé	Très élevé

Degré d'importance* pour le mégacôlon au dîner

Les apports en légumes verts

➤ Si vous avez comptabilisé o point dans la case du tableau intitulée : « **Je ne consomme pas à chaque dîner un ou des légumes verts**. »

Résultat : avoir répondu positivement à cette question est une énorme erreur nutritionnelle.

Concernant votre régime alimentaire associé à votre mégacôlon, comme je l'ai déjà indiqué à propos du déjeuner, les légumes verts sont des sources alimentaires **fondamentales de fibres**, de sels minéraux et de vitamines. **Leur importance est encore majorée au sein du dîner**. En effet, les nutriments qu'ils apportent sont idéalement utilisés par le métabolisme au cours de la phase de sommeil, c'est pourquoi, ceux-ci doivent être impérativement consommés à ce repas. De plus, leur digestion plus ou moins rapide favorise la qualité du sommeil, facteur favorisant le traitement hygiéno-diététique de votre constipation chronique, résultant de votre mégacôlon.

En d'autres termes, les légumes verts sont au dîner, ce que les féculents sont au petit-déjeuner et au déjeuner.

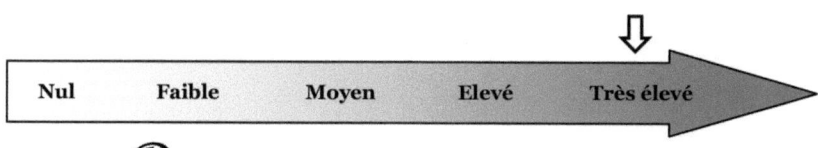

| Nul | Faible | Moyen | Elevé | Très élevé |

Degré d'importance* pour le mégacôlon au dîner

Les apports en produits laitiers

➢ Si vous avez comptabilisé o point dans la case du tableau intitulée : « **Il m'arrive de ne pas consommer au dîner un produit laitier <u>animal</u>* (à base de lait de vache, de chèvre…)** »

<u>Et/ou</u>

➢ Si vous avez comptabilisé o point dans la case du tableau intitulée : « **Je privilégie comme produit laitier la consommation de fromage affiné* au cours de mes dîners**. »

<u>Résultat</u> : avoir répondu positivement à l'une de ces deux questions n'est pas l'idéal (sauf si intolérance au lactose).

Concernant votre régime alimentaire associé à votre mégacôlon, les points étudiés au sein du déjeuner concernant les produits laitiers sont ici **identiques**. Un produit laitier, au mieux d'origine animale (si possible car source de lactose), doit être impérativement consommé à chaque dîner. Je vous déconseille le fromage affiné au cours du dîner.

Nous verrons ultérieurement, au sein du chapitre les concernant, que vous privilégierez les produits laitiers à base de fruits ou de muesli, ou encore enrichis en son de blé… afin de toujours majorer vos apports en fibres alimentaires.

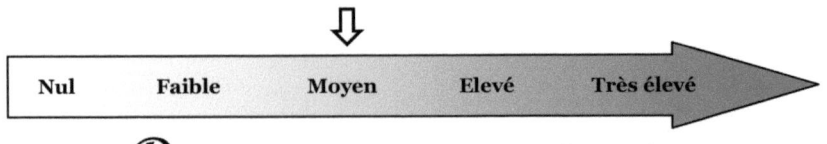

| Nul | Faible | Moyen | Elevé | Très élevé |

Degré d'importance* pour le mégacôlon au dîner

Les apports en fruits

➤ Si vous avez comptabilisé o point dans la case du tableau intitulée : « **Je ne consomme pas à chaque dîner un fruit et/ou une compote de fruits**. »

Résultat : avoir répondu positivement à cette question est extrêmement problématique.

Concernant votre régime alimentaire associé à votre mégacôlon, comme cela fut déjà étudié au sujet du petit-déjeuner et du déjeuner, les fruits frais, les fruits secs, les fruits frais sous forme de compote ou non, les fruits oléagineux... sont absolument indispensables au cours de chaque dîner, grâce notamment à leurs apports très élevés en fibres. A noter que l'importance des fruits **au cours du dîner** est, comme pour les légumes verts, à son point culminant. En effet, leurs apports alimentaires élevés en vitamines et en sels minéraux, mais surtout en fibres, en font des aliments indispensables au cours de ce repas, qui seront mieux utilisés pendant la phase de sommeil.

Comme pour les légumes verts, leur digestion est excellente, et leur consommation au cours du dîner n'entrave en rien la qualité de votre sommeil (on évitera cependant **la surconsommation** des fruits les plus riches en vitamine C au cours de ce repas).

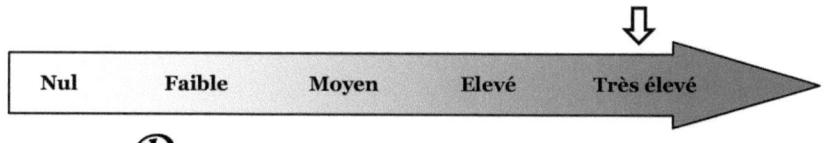

| Nul | Faible | Moyen | Elevé | Très élevé |

Degré d'importance* pour le mégacôlon au dîner

Les apports en sucres rapides

➢ Si vous avez comptabilisé o point dans la case du tableau intitulée : « **Il m'arrive de consommer au dîner des sucres rapides* (hors fruits ou compotes).** »

Résultat : avoir répondu positivement à cette question est plus ou moins dommageable.

Concernant votre régime alimentaire associé à votre mégacôlon, comme cela fut déjà étudié au sein des deux autres repas principaux de la journée, une alimentation riche en sucres rapides (bonbon, yaourt sucré à très sucré, pâte à tartiner...), mais également en matières grasses associées à ces sucres rapides (viennoiserie, brioche, pâtisserie...), ne jouera aucun rôle **positif** au regard de votre celui-ci.

Il faut bien retenir également une chose très importante au sujet des sucres rapides et des produits sucrés, c'est que ceux-ci n'ont aucune vertu nutritionnelle, bien au contraire. Je ne peux donc que vous **déconseiller très vivement** la consommation de sucre et de produit sucré au dîner, tout comme aux autres repas de la journée : moins vous en consommerez, **plus votre santé sera sauvegardée**. De plus, si vous désirez perdre du poids, la consommation de sucres rapides **vous y empêchera**, notamment s'ils sont consommés au cours de ce repas.

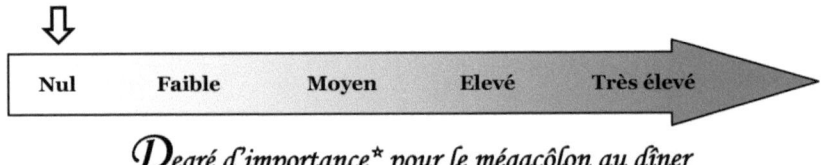

Degré d'importance* pour le mégacôlon au dîner

Légende des tableaux

* **Les matières grasses** sont : huile végétale, beurre, crème fraîche, saindoux, margarine végétale, matières grasses composées...

* **MGV** = margarine végétale.

* Les **assimilés** des viandes, poissons, œufs sont les plats alimentaires (industriels ou non) à base de viande(s), et/ou de poisson(s) et/ou d'œufs tels des quiches, les pains de poissons, le hachis, les fruits de mer (coquillage, crustacés...), les cordons bleus au jambon, les charcuteries que sont les rillettes, pâtés, saucissons, boudin noir, saucisse, chair à saucisse, merguez...

* Rendez-vous sur mon site www.cedricmenarddieteticien.com à la rubrique « - Liste des légumes verts », pour y consulter une liste complète des **légumes verts** de consommables.

* Rendez-vous sur : www.cedricmenarddieteticien.com à la rubrique «- **Liste des féculents** ».

* **Les produits laitiers d'origine animale** sont tous les produits laitiers à base de lait de mammifère (vache, chèvre...) **non délactosés** : yaourt, crème dessert lactée, petit suisse, fromage blanc... **hors** lait végétal : les laits végétaux (laits d'amande, de riz, de noisette...) et les laits délactosés, ne rentrent pas dans cette catégorie **car ils sont dépourvus de lactose**.

* **Les sucres rapides** sont tous les produits alimentaires à base de sucre. Attention, les produits édulcorés à base d'aspartame, de sucralose, d'extrait de Stévia... ainsi que les produits alimentaires qui sont dits « light » ou « zéro »... **ne sont pas des produits sucrés**. Les produits sucrés concernés sont : le sucre blanc, sucre roux, les confitures, les gelées, le miel, les chocolats, les sirops, les confiseries, les pâtes à tartiner chocolatées, pain au lait fourré ou non, beignets, sablés, viennoiseries, gâteaux...

Et le goûter ?

Dans le cadre de l'équilibre alimentaire associé à votre mégacôlon, le goûter ne joue pas de rôle primordial. Cependant, celui-ci peut être **profitable**, dans la mesure où il permet de fractionner votre alimentation dans la journée, favorisant ainsi la consommation de repas principaux plus légers (même si cette opération de fractionnement ne règlera en rien votre constipation chronique due à votre mégacôlon).

Enfin, le goûter est souvent source de plaisir, de partage... dont il serait dommage de se priver !

Dans le cadre **d'un goûter** bien géré, adapté au mieux à votre mégacôlon, voici quelques points fondamentaux à respecter :

- Consommez impérativement un ou des fruits. Les fruits peuvent être frais, secs, oléagineux, en compote, cuits, au sirop, en jus...

- Un produit laitier **d'origine animale** (sauf si intolérance au lactose) sera très intéressant. Vous favoriserez ceux enrichis de fruits, de céréales complètes... Pas de fromage affiné.

- Un féculent **complet** sera également intéressant.

- Buvez beaucoup d'eau minérale, si possible riche en magnésium telle l'Hépar, en alternance avec des eaux riches en calcium (telle La Talians...)

- <u>**Evitez au maximum les goûters gras et/ou sucrés et/ou trop copieux**</u>.

Récapitulatif de l'enquête alimentaire

➤ Ce qu'il faut faire au petit-déjeuner :

- Consommer des matières grasses dans des quantités **modérées** (consommation non obligatoire).
- Consommer des féculents **impérativement complets**.
- Consommer un produit laitier si possible d'origine animale. Limitez la consommation de fromage affiné.
- Consommer **impérativement** un fruit frais, des fruits secs, des fruits oléagineux, une compote ou un jus de fruits...
- Evitez le sucre et les produits sucrés.
- Buvez **beaucoup** d'eau (riche en magnésium ou en calcium en alternance) dans la matinée (jusqu'à un litre si possible).
- Dans le meilleur des cas, faites de l'exercice physique dans la matinée (ou après-midi) : marche à pied, abdominaux au sol...

➤ Ce qu'il faut faire au déjeuner :

- Consommer des matières grasses dans des quantités **modérées**. Pas de graisse cuite si possible.
- Consommer un apport en viande ou en poisson ou en œufs ou en certains assimilés* (peu gras), cuits au mieux sans matière grasse.
- Consommer des féculents **impérativement complets**.
- Consommer un produit laitier si possible d'origine animale. Limitez la consommation de fromage affiné.
- Consommer **impérativement des légumes verts**.
- Consommer **impérativement** un fruit frais, des fruits secs, des fruits oléagineux, compote, salade de fruits, jus de fruits...
- Evitez le sucre et les produits sucrés.
- Buvez **beaucoup** d'eau (riche en magnésium ou en calcium en alternance) dans l'après-midi (jusqu'à un litre si possible).
- Dans le meilleur des cas, faites de l'exercice physique dans l'après-midi (ou matinée) : marche à pied, abdominaux au sol...

➢ *Ce qu'il faut faire au goûter :*

- Consommer des féculents **impérativement complets**.
(consommation non obligatoire).
- Consommer un produit laitier si possible d'origine animale.
Pas de fromage affiné.
- Consommer **impérativement** un fruit frais, des fruits secs,
des fruits oléagineux, une compote ou un jus de fruits…
- Pas de sucre ni de produit sucré si possible.
- Buvez **beaucoup** d'eau (riche en magnésium ou en calcium
en alternance).

➢ *Ce qu'il faut faire au dîner :*

- Consommer des matières grasses dans des quantités
modérées. Pas de graisse cuite si possible.
- Consommer **ou non** un apport en viande ou en poisson ou
en œufs ou en certains assimilés*, **cuit au mieux sans
matière grasse**.
- Consommer **ou non** des féculents. Mais s'ils sont
consommés, il s'agira **impérativement** de féculents **complets**.
- Consommer un produit laitier si possible d'origine animale.
Au mieux, pas de fromage affiné au dîner.
- Consommer **impérativement** des légumes verts.
- Consommer **impérativement** un fruit frais, des fruits secs,
des fruits oléagineux, une compote, salade de fruits… ou un jus
de fruits.
- Dans le meilleur des cas : pas de sucre ni de produit sucré.
- Buvez **beaucoup** d'eau (riche en magnésium ou en calcium
en alternance), et même dans la nuit si besoin est.

Souvenez-vous de **la très grande importance** de l'activité
physique régulière, à votre rythme, dans le traitement hygiéno-
diététique de la constipation chronique, due à votre mégacôlon.

Chapitre 2
PRESENTATION DES FAMILLES ALIMENTAIRES

Les matières grasses

Les matières grasses regroupent les **matières grasses d'origine animale**, qui sont sources d'acides gras saturés, **de cholestérol** et pour certaines de vitamine D, et les **matières grasses d'origine végétale**, qui sont sources d'acides gras insaturés (oméga 3, 6 et 9), de vitamines A, K, D et E. Cependant, **les huiles de palme et de coprah**, (que l'on retrouve désormais pratiquement partout), apportent des acides gras « saturés » qui sont réputés pour être très athérogènes (**qui bouchent les artères**), d'où leur très mauvaise réputation nutritionnelle **bien méritée**. Parmi les matières grasses animales, nous pouvons citer : le beurre (doux et demi-sel) à 82% de matières grasses ou allégé, le saindoux, la graisse de canard, la graisse d'oie... et parmi les matières grasses végétales, nous citerons : les huiles végétales, les pains de végétaline et les margarines végétales (certaines sont salées, d'autres non). Il existe des « matières grasses composées » qui sont constituées par un mélange de graisses animales et de graisses végétales. **La crème fraîche sera étudiée au sein des produits laitiers.** Les matières grasses végétales notamment, sont très importantes pour l'équilibre nutritionnel (sauf les huiles de palme et de coprah). Cependant, elles doivent être consommées en **quantités modérées. Environ 12g de beurre doux sont conseillés quotidiennement** (un micropain), mais vous pouvez également consommer de la margarine végétale de qualité (St Hubert oméga 3 sans huile de palme par exemple), dans les mêmes quantités si vous le désirez.

Concernant votre régime alimentaire associé à votre mégacôlon, toutes les matières grasses, qu'elles soient d'origine végétale ou animale ne seront pas problématiques, <u>**à la condition qu'elles soient consommées avec modération, et au mieux consommées non cuites (ou crues)**</u>. Retenez que celles-ci consommées crues et dans des quantités modérées seront vos alliées, mais si vous les consommez cuites et/ou en trop grosses quantités, elles deviendront vos ennemies. Les matières grasses **ne sont pas** sources naturelles de fibres.

A savoir : les graisses **animales** (gras des viandes, beurre, crème fraîche, saindoux...) ainsi que les huiles de palme et de coprah, sont riches en **acides gras saturés**. Ces acides gras saturés ont tendance à favoriser la constipation en freinant la motilité colique.

1. Le métabolisme a besoin des apports vitaminiques d'un **minimum** de 10g à 20g d'huile végétale par jour (une cuillère à soupe). Cet apport est indispensable pour votre métabolisme.
2. Le métabolisme a également besoin des apports vitaminiques d'un **minimum** de 10g de beurre par jour (une cuillère à soupe rase ou la valeur d'un micropain de beurre vendu dans le commerce, de la taille d'un domino, il est également distribué dans les restaurants et les hôtels). Il ne faut pas en priver votre organisme, cet apport est également important.
3. Le beurre demi-sel ainsi que la margarine végétale salée, ne poseront pas de problème pour le traitement diététique de votre mégacôlon. Cependant, réduire vos apports alimentaires en sel (surtout en sodium), peut tout de même être très avantageux pour votre santé générale...
4. Le beurre d'été ainsi que la crème fraîche d'été sont **plus riches** en vitamines, que le beurre et la crème fraîche d'hiver.
5. Les matières grasses **ne font pas grossir**, si celles-ci sont consommées dans des quantités raisonnables, et si celles-ci sont bien réparties au cours des trois repas principaux de la journée.
6. **Evitez au maximum toutes les fritures.**

7. Je vous conseille l'**huile d'olive <u>extra-vierge</u>** (notamment pour la cuisson). En effet, celle-ci joue un rôle **positif** en favorisant la progression du bol fécal dans le côlon.

8. L'**<u>huile de paraffine</u>** (vendue en pharmacie) est également **très conseillée, notamment si votre constipation est sévère**. Cette huile n'est pas absorbée par le tube digestif, **<u>elle joue alors un grand rôle de lubrifiant</u>**. Je vous conseille de la consommer pour moitié mélangée avec une autre huile végétale dans vos vinaigrettes (son goût est en effet peu agréable). Consommez-la si votre constipation est résistante.

9. Je vous déconseille de consommer plus de deux cuillères à soupe de matières grasses au total au cours de vos déjeuners, idem au cours de vos dîners. Evitez de les consommer cuites (sauf avec les légumes verts si vous désirez cuisiner ces derniers).

10. Consommer des beurres allégés ou des margarines végétales allégées en matières grasses ne posera pas de problème particulier. Cependant, sachez que les matières grasses allégées seront, dans ce cas, **également allégées en vitamines**.

11. Vous pouvez couper vos vinaigrettes avec de l'eau (pour moitié), elles seront alors **beaucoup plus digeste** et le goût sera quasiment le même.

12. Attention à la crème fraîche, notamment entière (qui sera étudiée au sein des produits laitiers), qui est une source alimentaire **très importante en acides gras saturés**.

13. **Ne cuisinez surtout pas** dans le beurre (ni doux, ni demi-sel) ou dans la margarine végétale. Privilégiez plutôt la cuisson dans l'huile d'olive extra-vierge (mais pas pour les produits carnés : viandes, poissons...)

14. La mayonnaise, au regard de la quantité importante d'huile végétale qui la compose, est considérée comme un produit gras. **Il sera profitable d'éviter d'en consommer si possible**.

15. Les matières grasses composées sont des composés gras qui ne peuvent être ni dénommés comme beurre, ni comme margarine végétale. Elles peuvent être issues d'un mélange de matières grasses laitières avec des matières grasses végétales. Les remarques nutritionnelles à leur sujet sont identiques à celles concernant le beurre ou la margarine végétale.

16. **Ne surtout pas** associer des matières grasses avec un produit sucré, comme par exemple du beurre avec de la confiture (sur du pain...)

Les viandes, poissons, œufs...

Les viandes, poissons, œufs et leurs assimilés (charcuteries, mollusques, coquillages, plats confectionnés à base de viande(s), et/ou de poisson(s), et/ou d'œufs tels les quiches, les pains de poisson...) appartiennent au groupe des apports majoritaires en **protéines animales**. Ce groupe alimentaire apporte **notamment** également du fer, du zinc et de la vitamine B12... ainsi que des acides gras saturés et du cholestérol. Une bonne part (environ 100g à 120g) par déjeuner et par jour, suffit pour couvrir les besoins du métabolisme jusque 65 ans. Après 65 ans, une part supplémentaire au dîner est plutôt conseillée. Quoi qu'il en soit, dans les exemples de menus proposés, un apport en protéines animales est systématiquement proposé au cours de tous mes dîners.

Concernant votre régime alimentaire associé à votre mégacôlon, ne comptez pas sur eux pour vous aider à éradiquer la constipation chronique qu'il occasionne. Tout au plus leur rôle sera neutre, au pire des cas, ils la favoriseront ! Le plus important résidera dans une non consommation **excessive** de ceux-ci, une cuisson au mieux **sans graisse cuite** (grill, court-bouillon, papillote, four, micro-ondes...), et enfin on évitera de consommer les plus gras d'entre eux, notamment **les charcuteries grasses** (pâtés, saucissons, rillettes...)

A savoir : les régimes végétariens ne sont pas une solution ! Les apports en viandes, poissons, œufs et en certains assimilés* sont indispensables pour votre équilibre nutritionnel. Devenir végétarien(ne) pour combattre votre constipation chronique, serait donc une bien mauvaise idée. De plus, les résultats obtenus dans ce cas sur votre transit risqueraient fort d'être bien médiocres.

1. **Toutes les charcuteries** (sauf le jambon blanc sans couenne, le boudin blanc, le bacon, le jambonneau, les tripes, l'andouillette et l'andouille) seront soit consommées très modérément, ou au mieux pas consommées du tout.
2. Les abats ne poseront pas de problème.
3. Les viandes en sauce (les ragoûts, les braisés par exemple), seront consommées avec modération.
4. **Très important** : cuisinez le plus souvent possible vos viandes **au grill** (grill électrique, plancha, cheminée, poêle antiadhésive avec feuille de cuisson...) ou rôties. Ainsi, une partie des matières grasses (notamment des acides gras saturés), se retrouvera éliminée pendant la cuisson (surtout si cuisson au grill).
5. Les cuissons en braisé seront plus digestes que les ragoûts. Cependant, les morceaux de viande seront dégraissés au préalable, et de l'huile d'olive extra-vierge sera utilisée dans leur préparation **avec parcimonie**.
6. **Ne pas consommez le gras de vos viandes**.
7. A partir du moment où vos viandes seront grillées ou rôties, il n'y aura pas de choix particulier à faire en leur sein. **Evidemment, soyons logique** : de la poitrine de porc, même grillée, sera toujours trop grasse ! Elle sera donc à éviter, quel que soit son mode de cuisson...
8. Plus vos viandes sont maigres, et mieux cela sera.
9. Les lardons seront consommés **après avoir été dégraissés** : jetez les lardons dans une poêle bien chaude, laissez-les fondre, puis éliminez les matières grasses fondues en ne gardant que les lardons dégraissés.
10. Que les viandes ou les poissons soient surgelés, cela n'a pas d'incidence.
11. Le steak haché sera, si possible, consommé **à 5% de matières grasses**, et il sera consommé grillé.
12. La viande de cheval est la viande rouge la plus conseillée. En effet, elle est très peu grasse, et elle est très riche en protéines.
13. Pas de problème particulier avec les œufs.
14. Mode de cuisson des œufs : au « plat », en omelette, brouillé, coque, dur... cela n'a pas d'importance.
15. Vous pouvez consommer vos œufs aussi bien au déjeuner qu'au dîner.

16. Toutes les préparations **à base d'œufs** telles les quiches, les tartes salées... sont à considérer dans ce groupe alimentaire riche en protéines animales (ce sont leurs assimilés). En contrepartie, les gâteaux à base d'œufs (sablé, crème pâtissière...) ne seront pas à considérer dans ce groupe alimentaire, mais **dans celui des produits sucrés (et seront donc à éviter)**.

17. Ne consommez pas la peau des volailles, même si celle-ci est bien grillée.

18. A l'exception de la viande de canard, les volailles ne sont pas des apports élevés en matières grasses (sauf la peau). La dinde en est la moins riche de toutes. **Privilégiez donc la consommation des volailles, et surtout de leur « blanc »**.

19. Le poisson pané ne posera pas de problème, **si celui-ci est cuit au four** (pas de friture).

20. Les poissons de consommables seront cuits au court-bouillon, vapeur, grillé, au four, au four micro-ondes, en papillote. **Evitez les cuissons dans les matières grasses, et pas de friture**.

21. Le surimi est parfaitement assimilé au groupe des viandes, poissons et œufs, car il est riche en protéines animales. Il est désigné sous la dénomination de « **assimilé** » des viandes, œufs ou poissons dans cet ouvrage.

22. Tous les fruits de mer : coquillages, crustacés... **ne poseront pas de problème**.

23. Privilégiez la consommation du poisson au dîner, et consommez la viande plutôt au cours du déjeuner.

24. Celles et ceux qui ne souhaitent pas consommer un aliment de ce groupe alimentaire au cours du dîner, pourront s'en priver sans aucun problème, **mais à la condition que cet apport soit couvert au sein du déjeuner**.

☝ **N'oubliez pas** : le mode de cuisson de vos viandes ou de vos poissons sera au mieux sans matière grasse : rôti, grillé, papillote, vapeur... On privilégiera également les viandes et les poissons maigres **sans consommer leur gras**. Le meilleur mode de cuisson sans matière grasse sera le **grill électrique**.

Les féculents

NB : tous les conseils diététiques proposés au sein de ce paragraphe concernant les féculents, sont **parfaitement adaptés** et même <u>**vivement conseillés**</u>, en cas **de diabète pancréatique ainsi qu'en cas d'hypercholestérolémie**, pathologie(s) associée(s) ou non à votre mégacôlon.

Les féculents représentent les **apports énergétiques d'origine alimentaire par excellence**. Leur absorption intestinale est **lente** (d'où la désignation de « **sucres lents** », qui leur est également attribuée). <u>**Les féculents sont absolument indispensables à chaque petit-déjeuner et déjeuner**</u>. Ils seront cependant consommés ou non, au cours du dîner (cela se fera à votre guise). Les féculents les plus communs sont : la pomme de terre (et sa fécule), le riz (riz blanc, riz complet, vermicelle de riz, semoule de riz...) le quinoa, le tapioca, tous les légumes secs (coco, soisson, lentille, fève, pois cassé, haricot rouge...) tous les produits à base de céréales (blé, avoine, seigle, sarrasin...) tels : le blé précuit (Ebly), les pâtes de froment ou complètes, la semoule de blé, le pain, les crêpes, les galettes, la pâte brisée, la pâte sablée ou feuilletée, le muesli...

Il existe des **féculents complets** (à base de céréales complètes) : riz complet, pâtes de blé complet, pain complet, pain aux céréales, pain multicéréales, pain aux graines, légumes secs, quinoa... et des **féculents blutés** (ou raffinés), c'est-à-dire des **féculents non complets** : riz blanc, pain blanc, pâtes de froment... Je vous conseille très vivement de favoriser <u>**impérativement**</u> la consommation des féculents complets, au profit des féculents blutés.

Les féculents représentent les fondations même de votre équilibre alimentaire. Ils sont absolument indispensables dans votre alimentation.

Concernant votre régime alimentaire associé à votre mégacôlon, seuls les féculents complets seront consommés. En effet, les fibres provenant des produits céréaliers **complets** possèdent des parois cellulaires qui résistent à la digestion, et qui retiennent l'eau dans leurs structures. Leur importance est réellement très élevée dans tous les sens du terme, au regard du traitement diététique de votre mégacôlon.

☝ **A savoir** : il est difficile de classifier certains aliments tels les brioches, pains au lait, sablés, viennoiseries... En effet, **il s'agit à la fois de féculents et de produits sucrés** ! Pour faciliter notre collaboration nutritionnelle, nous considèrerons ces aliments comme des produits alimentaires **riches en sucres rapides et en matières grasses**. Ils seront donc à supprimer de votre alimentation.

1. Les féculents **doivent être impérativement consommés** au moins aux petits-déjeuners, aux déjeuners et, éventuellement aux goûters. Ils pourront être non consommés aux dîners sans aucun problème (notamment si surpoids à traiter).
2. **Consommez uniquement des céréales complètes** : riz complet, pâtes à base de farine de blé complet, pain complet, pain aux céréales... qui sont **riches en fibres**, mais également en sels minéraux et vitamines.
3. Contrairement aux idées reçues, les féculents ne font pas grossir s'ils sont consommés dans des quantités adéquates, ainsi que dans une bonne logique de répartition journalière.
4. Consultez la liste complète des féculents sur la page de mon site Internet les concernant : www.cedricmenarddieteticien.com Les plus courants sont : le pain, les pommes de terre, les légumes secs, les pâtes et le riz, la farine de blé, seigle, orge, le quinoa...
5. Les pains riches en fibres : pain complet, pain aux céréales, pain aux graines... **doivent être impérativement privilégiés au pain blanc** (qui est une céréale raffinée).

6. Consommer des pommes de terre ne posera aucun problème (elles sont riches en fibres), **mais cependant attention aux frites**. Les frites cuites au four ne poseront aucun problème.

7. Les légumes secs sont représentés par les graines des légumineuses (lentille, fève, haricot blanc, soisson, flageolet...) Il est conseillé d'en consommer une à deux fois par semaine. Ce sont bien évidemment des féculents, considérés comme **complets**. **Leur richesse en fibres est très élevée**. Si leur consommation entraîne des douleurs abdominales, **n'en consommez pas** !

8. Le petit pois **frais n'est pas** un féculent : c'est un légume vert. L**e pois cassé, lui, <u>est</u>** un féculent (purée Saint-Germain).

9. Le **maïs doux** est un légume vert, alors que la **Maïzena** (farine de maïs) est un féculent.

10. Le quinoa est un **excellent féculent complet**. Il est riche en stérols, **en fibres**, en oméga 3 et en vitamine E. De plus, il est exceptionnellement riche pour une céréale, en fer, calcium, zinc, magnésium, phosphore et potassium ! **Mangez du quinoa** !

11. Tous les plats et les préparations à base de farine de blé, de sarrasin, de maïs (Maïzena), de seigle... : galette, crêpe, semoule de blé ou de riz, sont des plats ou des préparations à base de féculent, et **sont donc à considérer <u>comme des féculents</u>**.

12. Les pâtes devront être consommées **fermes ou al dente**, mais **jamais fondantes**. Les pâtes à base de **farine complète seront optimales** (ne consommez pas des pâtes de farine de blé raffiné).

13. Quand vous ressentez de la faim entre les repas, c'est peut-être lié à une ou deux choses : soit vous mangez trop vite **et/ou votre consommation de féculent fut insuffisante lors du dernier repas**. Donc, si vous ressentez des sensations de faim entre les repas, pensez automatiquement : « **Ai-je consommé suffisamment de féculent à mon dernier repas ?** »

14. La baguette est **le plus « mauvais »** des pains sur le plan nutritionnel. Je vous la déconseille totalement.

15. Les chocos (de qualité) à base de blé complet, ne poseront pas de problème au sein du petit-déjeuner. En effet, leur intérêt nutritionnel n'est absolument pas nul.

16. Je ne vous conseille pas les biscottes, même complètes. En effet, je considère leur qualité nutritionnelle, ainsi que leur index glycémique, inadaptés à un bon équilibre alimentaire.

17. Les biscuits spéciaux pour le petit-déjeuner, du genre « Belvita » sont de bons produits. Ils sont relativement pauvres en graisses et en sucres rapides. Ce sont des féculents à part entière. Ils peuvent remplacer le pain du petit-déjeuner sans problème. Favorisez ceux à base de céréales complètes ou dénommés « brut de céréales ».

18. Les barres céréalières vendues dans le commerce, même celles dites « de régime », ne seront pas à consommer si possible.

19. Je ne vous conseille pas les céréales du petit-déjeuner à base de blé ou de maïs extrudé (craquotte, galette de riz, corn flakes...) Et encore moins celles dites « de régime ». Ce sont de mauvais aliments sur un plan nutritionnel.

20. Les céréales pour petit-déjeuner « all bran » sont très intéressantes de par leur **très grande richesse en fibres**, ainsi que les flocons d'avoine.

21. Le son de blé et/ou le son d'avoine sont **fortement conseillés** dans les yaourts, dans les salades... **à hauteur de 30g maximum par jour** (environ trois cuillères à café rases). Leur consommation sera toujours suivie d'un grand verre d'eau. En effet, il s'agit de laxatifs naturels les plus efficaces. **Attention cependant si vous souffrez également de diverticules** !

22. Utilisez essentiellement de **la farine de blé complet** pour vos ragoûts, pâtisseries, béchamel, crêpes... au lieu de la farine de blé blutée (farine blanche) qui est à éviter au maximum.

23. Les châtaignes sont des féculents **qui sont riches en fibres**.

24. Consommez des graines de lin, des graines de sésame... **qui sont très riches en fibres** (ainsi qu'en oméga 3, calcium...) Attention cependant à les écraser avant de les consommer, **notamment si celle-ci provoquent des douleurs abdominales. Ne pas en consommer si vous souffrez de diverticules coliques**.

☞ **N'oubliez pas** : les féculents sont vos amis ! Que vous ayez du poids à perdre ou non ! Les féculents sont indispensables à votre équilibre alimentaire, et ceux-ci seront impérativement à base de céréales complètes.

Composition nutritionnelle de quelques féculents

Légende : trois étoiles ★★★ signifient « **apports très importants** ». Deux étoiles ★★ signifient « **apports élevés** ». Une étoile ★ signifie « **apports faibles** ». « + » signifie le plus riche. « - » signifie le moins riche.

Les féculents.	Apports en fibres alimentaires végétales. (Ordonnés du plus riche vers le plus pauvre apport).
Céréales pour petit-déjeuner **riches en fibres**.	★★★ +
*Quinoa	★★★
Farine de blé T150 (**complète**).	★★★
Pois cassé.	★★★
Biscotte **complète**.	★★★
Pain suédois au **blé complet**.	★★★
Muesli.	★★★
Flageolet.	★★
Pâtes **complètes**.	★★
Pain **complet**.	★★
Biscuit sec pour petit-déjeuner.	★★
Farine de sarrasin.	★★
Lentille.	★★
Biscotte **classique**.	★
Pain **blanc**.	★
Riz **complet**.	★
Pâtes **classiques**.	★
Pomme de terre.	★
Flocon d'avoine.	★
Riz **blanc**.	★ −

Source sauf pour* : «Table de composition nutritionnelle des aliments CIQUAL» 2013. (Résultats **adaptés**, afin de vous faciliter la compréhension des données).

Les légumes verts

NB : tous les conseils diététiques proposés au sein de ce paragraphe concernant les légumes verts, sont **parfaitement adaptés** et même <u>**vivement conseillés**</u>, en cas **de diabète pancréatique ainsi qu'en cas d'hypercholestérolémie**, pathologie(s) associée(s) ou non à votre mégacôlon.

Les légumes verts sont tous quasiment dépourvus d'énergie. Ils sont indispensables dans votre alimentation quotidienne. Ils sont réputés pour être anticancéreux, notamment s'ils sont issus de l'agriculture biologique. Les légumes verts représentent des apports fondamentaux en fibres alimentaires végétales, qui favorisent fortement le transit intestinal, et qui séquestrent une partie du cholestérol alimentaire. Ils apportent également des vitamines (vitamines du groupe B surtout B9, vitamines K, C et E...) et des sels minéraux, qui sont indispensables pour le bon fonctionnement quotidien du métabolisme. Les légumes verts doivent être consommés à chaque repas, cependant, c'est au dîner que leur rôle prédomine. Au mieux, les légumes verts seront consommés également à chaque déjeuner (et même pourquoi pas au cours de chaque petit-déjeuner sous forme de potage par exemple). Cependant, leur consommation au cours du déjeuner **ne doit pas éclipser celle des féculents**, qui, pour ces derniers, sont tout aussi indispensables lors de chaque déjeuner.

Concernant votre régime alimentaire associé à votre mégacôlon, leur rôle dans votre alimentation est **absolument indispensable**. Leur richesse en fibres et en eau en font des aliments de premier ordre dans votre alimentation. Aucun légume vert ne posera de problème (sauf éventuellement la rhubarbe, voir la page suivante). Nous verrons que certains légumes verts sont plus riches en fibres que d'autres.

☞ **A savoir : la rhubarbe** est un légume vert. Celle-ci est **une excellente accélératrice du transit intestinal**. Cependant, **ne surconsommez pas** de rhubarbe, contentez-vous d'en consommer au maximum environ deux fois 150g par jour (la valeur de deux à trois petits pots de compote). En effet, sa **surconsommation** peut favoriser le côlon irritable, **pouvant alors aggraver votre constipation chronique due à votre mégacôlon**.

1. Les légumes verts peuvent être consommés crus ou cuits. La consommation crue est tout de même importante, **pour un maximum d'environ le tiers des apports journaliers totaux** en légumes verts. En effet, la cuisson détruit une bonne partie des vitamines. La cuisson à la vapeur reste cependant la plus intéressante.
2. Attention cependant à ne pas abuser des légumes verts crus (crudités). En effet, leur consommation crue de façon excessive, les rend plus ou moins irritants pour le tube digestif, ce qui peut aggraver votre constipation au lieu de la résoudre.
3. Les fibres alimentaires végétales, qu'elles soient cuites ou crues, **jouent le même rôle** au sein du métabolisme en matière d'accélération du transit intestinal.
4. Il est très vivement conseillé de peler, de râper... les légumes verts en vue de leur consommation crue, le plus proche possible de leur consommation, car bon nombre de vitamines sont détruites par leur contact avec l'oxygène (notamment la vitamine C).
5. Ne jamais laisser tremper les légumes verts dans l'eau, mais passez-les plutôt rapidement sous le jet du robinet. En effet, le trempage entraîne **une perte très importante** de vitamines et de sels minéraux, qui migrent vers l'eau de trempage par phénomène d'osmose. De ce fait, dès lors que cette eau de trempage n'est pas consommée, les vitamines et les sels minéraux se retrouvent alors perdus ! Ce qui est un comble !
6. La liste des légumes verts est à consulter sur mon site Internet www.cedricmenarddieteticien.com à la page « liste des légumes verts ».

7. La pomme de terre **n'est pas** un légume vert : c'est un féculent.

8. Le mieux sera de consommer vos légumes verts frais, ou encore surgelés, sous forme de poêlée ou nature.

9. Le petit-pois **frais n'est pas** un féculent, c'est un légume vert. **Le pois cassé, lui, est** un féculent (purée Saint-Germain).

10. Le maïs doux est un légume vert. La Maïzena (farine de maïs) est un féculent.

11. Les légumes verts peuvent être consommés sous forme de potage sans aucun problème, c'est même plus que conseillé : vous apportez ainsi de grandes quantités de fibres **et d'eau**.

12. Savez-vous que 100g de chou vert apportent plus de vitamine C que 100g d'orange ?

13. Les légumes verts peuvent être frais (c'est le top), surgelés (dans ce cas, il existe un grand nombre de choix de légumes verts surgelés nature dans les supermarchés, qui sont parfaitement adaptés à votre travail diététique en cours), ou encore en conserve sans aucun problème.

14. Les pousses de bambou, les cœurs de palmier... seront assimilés aux légumes verts.

15. Dès que possible, je vous conseille de consommer les légumes verts **avec leur peau**, car les vitamines, les sels minéraux et **une bonne partie des fibres alimentaires végétales**, sont perdus lors du pelage, car la plupart de ces éléments nutritifs se trouvent sous la peau des légumes verts (et des fruits). Une courgette, par exemple, est parfaitement consommable avec sa peau.

16. Attention à ne pas consommer la peau de tous vos légumes verts ! Bon nombre des pelures peuvent être irritantes pour le tube digestif (telles celles du concombre, céleri-rave, carotte...)

17. Le persil est un condiment de choix, à apporter dans tous vos plats. Il est très riche en vitamine C, en fer, en calcium...

18. **IMPORTANT** : cuisiner ses légumes verts **dans un peu d'huile végétale, ne sera pas considéré comme des apports en graisses cuites**.

19. Une consommation régulière de légumes verts protège des cancers colorectaux.

20. Ne consommez pas trop de carottes **cuites** qui jouent un rôle de **ralentisseur** du transit intestinal. Consommez-les **plutôt crues**.

Composition nutritionnelle de quelques légumes verts

Légende : trois étoiles ★★★ signifient « **apports très importants** ». Deux étoiles ★★ signifient « **apports élevés** ». Une étoile ★ signifie « **apports faibles** ». « + » signifie le plus riche. « - » signifie le moins riche.

Les légumes verts.	Apports en fibres. (Ordonnés du plus riche vers le plus pauvre apport).
Petit pois.	★★★ +
Steak de soja.	★★
Artichaut.	★★
Avocat.	★★
Champignon de Paris.	★★
Epinard.	★
Haricot vert.	★
Laitue.	★
Chou de Bruxelles.	★
Poireau.	★
Salsifis.	★
Maïs doux.	★
Chou.	★
Chou brocoli.	★
Carotte.	★
Chou-fleur.	★
Rhubarbe.	★
Poivron.	★
Tomate.	★
Endive.	★
Tofu.	★ −

Source : «Table de composition nutritionnelle des aliments CIQUAL» 2013. (Résultats **adaptés**, afin de vous faciliter la compréhension des données).

Les produits laitiers

Les produits laitiers sont absolument indispensables pour leurs apports **en calcium**, représentant les 2/3 des besoins quotidiens recommandés en calcium, dans une alimentation équilibrée. Le calcium des produits laitiers possède une excellente assimilation intestinale par l'organisme. Ils sont absolument indispensables dans la prévention, mais également dans le traitement diététique de l'ostéoporose. Les produits laitiers sont également sources de vitamines du groupe B, de vitamines D et A, ainsi que de protéines de haute valeur biologique. Ils apportent également bon nombre de sels minéraux en plus que le calcium, cependant les produits laitiers **d'origine animale** sont **sources** de cholestérol et d'acides gras saturés en quantités non négligeables.

Un produit laitier à chaque repas **est absolument indispensable**. Ce conseil nutritionnel est également valable si vous souffrez de diabète pancréatique (dans ce cas, vous veillerez à ce que les produits laitiers de consommés **ne soient jamais sucrés**), mais également en cas d'hypercholestérolémie. En cas d'intolérance au lactose, évidemment, il vous faudra consommer des laits délactosés (enrichis en calcium si possible), ou bien des laits végétaux : laits d'avoine, de soja, d'amande, de noisette... ainsi que les produits alimentaires qui en sont issus : yaourt de soja, fromage blanc de soja...

Concernant votre régime alimentaire associé à votre mégacôlon, tous les produits laitiers **d'origine animale** seront encouragés à la consommation (**hors intolérance au lactose bien entendu**). En effet, la présence <u>**de lactose**</u> (sucre du lait d'origine animale) en leur sein, en font **de bons accélérateurs de transit intestinal**. La majorité des fromages affinés n'apportent pas beaucoup, voire pas de lactose : ils seront donc moins intéressants dans le cadre du traitement diététique de votre mégacôlon.

☞ **A savoir** : les fromages affinés sont sources d'acides gras saturés. Souvenez-vous de l'effet délétère de ces derniers sur le transit intestinal. Vous éviterez donc de surconsommer du fromage affiné (au mieux n'en consommez pas du tout), et surtout **vous ne consommerez pas les plus gras d'entre eux (mascarpone, bourseau, boursin...)**

1. Certains laits **végétaux** (lait d'avoine, de soja, de noisette, d'amande, d'épeautre, de seigle...) enrichis en calcium peuvent remplacer les laits de mammifère **si ces derniers sont mal tolérés** (ainsi que les fromages frais de soja, yaourt de soja...) Cependant, leur rôle au regard de votre mégacôlon sera faible à modéré. On privilégiera dans ce cas le lait d'avoine.

2. Les laits végétaux ne possèdent pas de lactose, **mais ils apportent des fibres** ! Le **lait d'avoine** en est le plus riche de tous, favorisez donc ce lait végétal au profit des autres.

3. Le lait de riz et le lait de coco vous sont déconseillés (**le lait de riz est en effet un ralentisseur de transit**).

4. La crème fraîche **allégée en matières grasses sera plus intéressante que la crème fraîche entière (non allégée)**. En effet, l'allègement porte uniquement sur la teneur en matières grasses (et donc sur la teneur en acides gras saturés qui est forte à l'origine), **et non pas sur sa teneur en lactose**. Sa consommation se fera tout de même dans des quantités limitées.

5. Tous les produits laitiers allégés en matières grasses ne sont pas allégés pour autant en lactose.

6. Comme je l'ai déjà précisé, les fromages affinés trop gras ne seront pas consommés. Ne pas consommer du fromage affiné au goûter ni au dîner. Environ 30g au petit-déjeuner et/ou au déjeuner seront possibles.

7. Dans le meilleur des cas, vous ne consommerez pas de fromage affiné du tout.

8. Il existe des fromages affinés allégés en matières grasses. **Evidemment je ne peux que vous les conseiller.**

9. Le lait sera consommé écrémé ou demi-écrémé. Je vous déconseille si possible le lait entier.

10. Le café au lait ne posera pas de problème.

11. Si vous consommez du lait, ne vous privez pas inutilement de chocolat en poudre car le cacao **ne constipe pas** (contrairement aux idées véhiculées).

12. Les yaourts aux fruits, les yaourts aux céréales (tel muesli), ou encore ceux au bifidus **seront hautement privilégiés**.

13. N'écoutez pas les inepties de dites sur les produits laitiers telles : ils sont dangereux car ils favorisent l'arthrose... rien n'est prouvé ! Une chose cependant est certaine : leur absence favorise l'ostéoporose et la fragilisation des dents !

14. Les yaourts à 0% de matière grasse et édulcorés (sans sucre) ou les yaourts « double 0% » (0%MG et 0%sucre) **seront privilégiés à la consommation**. Au mieux, ils seront enrichis de fruits, de muesli ou encore de son de blé, de son d'avoine, ou de graines de lin, de sésame... (attention aux diverticules...)

15. Si possible, privilégiez également les fromages blancs, les petits suisses les plus maigres possible en matières grasses. Au mieux, ceux-ci seront édulcorés (aspartame, sucralose ou extrait de Stévia) ou consommés nature.

16. Du **son de blé (ou d'avoine)** à hauteur **d'une cuillère à café rase** par yaourt, ou fromage blanc, petit-suisse... **sera très fortement conseillé**, suivi d'un grand verre d'eau (ou jus de fruits). Attention, le son peut être mal toléré, surtout si vous souffrez de diverticules coliques, dans ce cas, **ne pas le consommer**.

17. **Rappel** : ne pas consommer plus de deux à trois cuillères à café de son de blé (ou d'avoine) **par jour**.

N'oubliez pas : il est dit tout et son contraire sur les produits laitiers. Certains vantent leurs effets positifs, d'autres ne jurent que par leurs effets néfastes sur notre santé... Personnellement je défends la cause des produits laitiers, et je vous conseille d'en consommer régulièrement (au mieux à chaque repas), en respectant les conseils diététiques proposés à leur sujet concernant le traitement diététique de votre mégacôlon. Car une chose au moins est prouvée : l'insuffisance de calcium alimentaire (notamment celui d'origine laitière), **favorise très fortement l'ostéoporose**.

Les fruits

Les fruits sont d'importants apports en vitamines, notamment en vitamine C. Ils sont également sources de sels minéraux, d'eau et **ils sont très riches en fibres alimentaires végétales**. Un fruit frais cru ou cuit, des fruits secs, des fruits oléagineux, est/sont indispensable(s) à chaque repas. Les fruits peuvent être consommés sous forme de compote, secs, frais, au sirop, en jus... Les confitures de fruits ne seront pas à considérer comme des apports en fruits, mais **comme des apports en produits sucrés**. Si vous souffrez de diabète pancréatique, les fruits seront toujours consommés **en fin de repas**. Ils sont également très intéressants si vous souffrez d'hypercholestérolémie.

Concernant votre régime alimentaire associé à votre mégacôlon, les fruits possèdent un très grand avantage : **leur grande richesse en fibres ainsi qu'en eau**, et ils ne possèdent aucun inconvénient. Aucun fruit ne posera de problème (sauf rares exceptions, mais également si vous souffrez de diverticules coliques, ou vous veillerez bien entendu à éviter les graines ou les pépins). Leur importance dans le cadre du traitement diététique de votre mégacôlon est identique à celle concernant les légumes verts : **elle est fondamentale** !

☝ **A savoir** : le pruneau n'est pas le fruit sec le plus riche en fibres (voir le tableau de la page N°90), c'est pourtant le plus couramment conseillé dès lors que l'on souffre de constipation. C'est dû au fait que le pruneau et le jus de pruneaux, possèdent également une protéine spécifique « la dihydroxyphénylisatine », qui joue un rôle naturel **d'accélérateur du transit**. (Tous les autres fruits en sont dépourvus).

1. Les fruits peuvent être consommés crus ou cuits (cuits au four, en papillote, en compote, au four micro-ondes...), sous forme de tarte, dans un yaourt, fromage blanc...

2. Dans la mesure du possible, les fruits seront consommés avec leur peau. En effet, comme pour les légumes verts, la peau des fruits est très riche en fibres. De plus les vitamines et les sels minéraux sont localisés en majorité juste sous la peau...

3. Favorisez la consommation des fruits bio. Ainsi vous pourrez les consommer avec leur peau avec beaucoup plus de sécurité sanitaire.

4. Il est vivement conseillé de favoriser la consommation des fruits frais **cru**s (**cru**dités) au profit des fruits **cui**ts (**cui**dités). Cependant, ne vous privez pas non plus de consommer des fruits cuits (compotes de fruits, fruits cuits au four...)

5. Si vous pelez les fruits avant leur consommation, pelez-les juste avant de les consommer, ainsi, l'oxygène de l'air n'aura pas suffisamment de temps pour détruire une trop grande quantité de la vitamine C provenant du fruit pelé.

6. Si en fin de repas, vous ressentez que la satiété n'est pas à son niveau optimal, finissez votre repas avec une banane **mûre**, elle jouera un excellent rôle de « calage ».

7. Consommez des fruits secs tels des pruneaux, des abricots secs, des dattes, des figues... Leur grande richesse en fibres en fait des alliés indispensables dans le traitement diététique de votre mégacôlon.

8. Pour info : la richesse en fibres alimentaires végétales des fruits contribue également à abaisser l'absorption intestinale du cholestérol alimentaire de 10 à 15% !

9. Les compotes remplacent allègrement les fruits, mais attention à les consommer « **sans sucre ajouté** » : c'est inscrit sur leur emballage.

10. La confiture et la gelée de fruits sont des produits sucrés, et **ne seront pas** à considérer dans la famille alimentaire des fruits. Ces produits seront évités si possible (à cause de leurs apports trop élevés en sucre).

11. Ne consommez pas de compote (ni de confiture) **de coings**. <u>**Le coing est un ralentisseur du transit intestinal**</u>.

12. **Attention à la banane**, si celle-ci n'est pas assez mûre (plus ou moins verte) elle peut aggraver votre constipation chronique, si celle-ci est mûre, c'est l'inverse !

13. La pomme est un fruit très intéressant. Elle joue un rôle « **coupe-faim** », elle est **pauvre en calories**, elle est riche en fibres alimentaires, elle est l'amie de vos intestins. Elle est « mal placée » dans le tableau de la page suivante, mais il faut retenir que celle-ci est l'un des fruits **les plus riches en fibres solubles**. Enfin, la pomme **crue peut ralentir le transit**, au contraire de <u>**la pomme cuite qui le stimule**</u> : consommez donc vos pommes prioritairement cuites (pomme au four, compote de pommes...)

14. La personne diabétique évitera le raisin ainsi que la banane **trop mûre**.

15. La consommation de fruits au sirop ne posera pas de problème. Vous veillerez cependant à privilégier les salades de fruits au sirop léger, sans consommer le sirop. De plus, si vous confectionnez votre salade de fruits, **ne rajoutez pas de sucre**.

16. De nombreux fruits apportent des sucres particuliers : le sorbitol et le fructose. Ces sucres favorisent également le transit intestinal.

17. La noix de coco joue un rôle laxatif reconnu. Cependant je vous la déconseille car son action laxative est souvent mal vécue par le côlon (côlon irritable).

18. Tous les fruits secs sont les fruits **les plus riches en fibres** : ils seront donc vivement conseillés.

19. Les fruits rouges sont également très intéressants pour leur richesse en fibres (cassis, framboise, groseille...)

20. Les fruits oléagineux : noix, noisettes, amandes... ne sont pas en reste : leur richesse en fibres en font également des aliments de choix, à consommer par exemple régulièrement au cours du goûter...

21. Consommer un jus d'orange (par exemple) fraîchement pressée <u>**avec sa pulpe**</u>, sera assimilé à la consommation d'une orange fraîche. <u>**A consommer glacé afin de stimuler le réflexe gastrocolique**</u>.

22. Ne pas penser, comme le font certain(e)s, que plus un fruit est sucré et plus il est riche en fibres ! **C'est faux** !

23. **Si vous ne souffrez pas** de diverticules coliques, n'hésitez pas à consommer régulièrement des graines de sésame dans vos plats. En effet, elles sont non seulement extrêmement riches en calcium, mais ce sont également d'excellents apports en fibres.

Composition nutritionnelle de quelques fruits

Légende : trois étoiles ★★★ signifient « **apports très importants** ». Deux étoiles ★★ signifient « **apports élevés** ». Une étoile ★ signifie « **apports faibles** ». « + » signifie le plus riche. « - » signifie le moins riche.

Les fruits.	Apports en fibres. (Ordonnés du plus riche vers le plus pauvre apport).
Figue séchée.	★★★ +
Fruit de la passion.	★★★
Datte séchée.	★★★
Cassis.	★★★
Groseille.	★★★
Framboise.	★★★
Mûre.	★★★
Pruneau.	★★
Abricot sec.	★★
Kaki.	★
Banane.	★
Pêche.	★
Poire.	★
Myrtille.	★
Kiwi.	★
Pomme.	★
Fraise.	★
Mangue.	★
Orange.	★
Litchi.	★
Pastèque.	★ −

Source : «Table de composition nutritionnelle des aliments CIQUAL» 2013. (Résultats **adaptés**, afin de vous faciliter la compréhension des données).

Les sucres rapides

Les sucres « rapides » et tous les produits alimentaires qui en sont issus : sucre blanc, sucre roux, cassonade, tous les sirops (d'érable, d'agave...), miel, pâtisserie, confiserie, viennoiserie, confiture, gelée, marmelade... sont inutiles à votre équilibre alimentaire, et peuvent vous être totalement interdits, comme en cas de diabète pancréatique par exemple.

Concernant votre régime alimentaire associé à votre mégacôlon, moins votre alimentation sera sucrée, mieux cela sera. Bien que les confitures et les marmelades soient plus ou moins sources de fibres, celles-ci ne seront pas consommées si possible (ou avec grande modération), car le ratio fibres/sucre est beaucoup trop faible (produits beaucoup trop sucré par rapport aux bénéfices attendus sur votre transit de par leurs apports en fibres). **Les produits sucrés sont idéals pour prendre du poids**. Les édulcorants (aspartame, sucralose, extraits de Stévia...) ne font cependant pas grossir (**ils sont pratiquement acaloriques**).

☝ **A savoir** : j'ai déjà brièvement abordé ce sujet concernant le cacao. Qui n'a pas entendu dire que le chocolat constipait ? Et si je vous disais que cela est faux ? **Le chocolat noir à environ 70% de cacao est riche en fibres, en tanins et en magnésium** : il contribue donc à stimuler votre transit intestinal et non pas à le ralentir ! Evidemment, il est hors de question de chercher à vaincre une constipation à coup de chocolat noir, **mais deux carrés par jour ne vous poseront aucun problème** ! Cependant, j'attire votre attention sur le fait que je parle que de chocolat noir riche en cacao, et non pas de chocolat au lait ni de chocolat blanc que je vous conseille d'éviter...

1. Tous les sodas **light ou zéro** pourront être consommés sans problème.

2. **Toutes** les pâtisseries, viennoiseries, brioches, pains au lait, gâteaux, sablés... seront dans le meilleur des cas non consommés. En effet, ils apportent non seulement du sucre mais également des graisses saturées qui favorisent la constipation.

3. Du chocolat noir : oui. Du chocolat au lait ou du chocolat blanc : non !

4. Si vous consommez de la confiture, consommez-la avec grande modération, et toujours sans ajout de matière grasse.

5. Prenez l'habitude d'édulcorer vos boissons (les tisanes par exemple). Edulcorer signifie ajouter un édulcorant : aspartame, sucralose ou extrait de Stévia (par exemple).

6. Les édulcorants peuvent être utilisés dans l'élaboration de pâtisseries (notamment le sucralose). Ainsi, vous vous faites plaisir, tout en diminuant de façon très importante vos apports caloriques.

7. Si vous consommez des sirops dans votre eau, **consommez des sirops à 0% de sucre**.

8. il existe dans le commerce au rayon diététique, des biscuits peu sucrés (tel « Gerblé » par exemple). Ces biscuits sont bien équilibrés et ne vous poseront pas de problème particulier.

9. Le miel ne possède pas de vertu déconstipantes.

☝ **N'oubliez pas** : le sucre et les produits sucrés ne sont pas vos amis. Les produits sucrés sont très néfastes pour le poids. Leur intérêt nutritionnel est **quasi nul**. Il est tout à fait souhaitable de ne pas consommer de sucre et de produit sucré du tout. Prenez l'habitude au lieu de sucrer, d'édulcorer vos desserts ou vos boissons (aspartame, sucralose, extraits de Stévia...)

Points divers et variés

1. **Boire beaucoup dans le cadre d'un mégacôlon est un impératif absolu** : au moins deux litres par jour, en alternant les eaux riches en magnésium (Hépar par exemple) et les eaux riches en calcium (Courmayeur, La Talians...)

2. Les eaux aromatisées « citron » ou « orange » ne poseront pas de problème.

3. Dans le meilleur des cas, aucune boisson alcoolisée ne sera consommée. En effet, l'alcool à tendance à irriter le côlon et favorise alors la constipation. Sinon, modérez fortement votre consommation journalière.

4. Utiliser de l'alcool dans vos préparations culinaires ne posera pas de problème, à la condition **qu'il y ait cuisson à découvert pendant au moins dix minutes à l'ébullition** (l'alcool ainsi s'évapore...)

5. Le café et le thé ne doivent pas être consommés **dans de trop fortes quantités**. En effet, cela provoque, comme l'alcool, l'irritation du côlon pouvant rapidement favoriser la constipation. Cependant, selon certaines études, boire du café ou du thé **modérément dans la matinée** peut avoir un impact positif sur la fonction intestinale **en le stimulant**.

6. Les tisanes ne poseront pas de problème **si et seulement si celles-ci ne sont pas à base de séné, de boldo, de bourdaine ou de cascara**. Evitez de les sucrer. Certaines infusions sont efficaces, en vente en pharmacie entre autres.

7. Ne buvez **que** des jus de fruits **100% pur jus avec pulpe**. Les autres jus de fruits (concentrés, sans pulpe...) n'ont pas d'intérêt. Attention également à ne pas en surconsommer, car leurs apports en sucre sont élevés.

8. La chicorée en boisson est **un bon accélérateur du transit intestinal naturel**.

9. Les condiments, la moutarde... ne poseront aucun problème.

10. Les graines de lin sont également très intéressantes, car elles stimulent le transit intestinal en douceur et hydratent les selles. De plus, celles-ci sont de très forts apports alimentaires en oméga 3. **Ne pas en consommer si diverticules coliques**.

11. Les herbes aromatiques : thym, laurier, ciboulette, aneth, coriandre, herbes de Provence ne poseront pas de problème du tout.

12. L'échalote, l'ail, les oignons... dans vos salades, vos crudités... seront très intéressants car ils apportent des fibres également.

13. Les épices (poivre, curry, piment...) ne poseront aucun problème.

14. Le vinaigre ne posera aucun problème.

15. Le sel ne joue aucun rôle au regard de votre mégacôlon. Cependant, il est évident que la surconsommation de sel reste, quoi qu'il en soit, absolument à éviter.

16. Buvez aussi bien pendant vos repas qu'après ceux-ci.

17. L'ingestion d'un jus d'orange pressé **glacé à jeun au réveil** et très indiqué, car cela stimule le réflexe gastrocolique, stimulant alors le besoin d'aller à la selle.

18. Les eaux gazeuses ne poseront aucun problème.

N'oubliez pas : - Une activité physique régulière, à votre rythme **est indispensable** (marche à pied régulière, vélo, gym douce...)

- Evitez au maximum le stress si possible. Ayez un temps de sommeil suffisant.

- Mangez dans le calme, en position assise. Bien mastiquer vos aliments avant de les avaler.

- Présentez-vous à la selle à heure régulière. **Ne jamais réprimer le besoin d'aller déféquer**.

Enfin, je vous rappelle que vous ne devez pas vous mettre à consommer massivement des aliments riches en fibres du jour au lendemain, mais que vous devez au contraire réintroduire progressivement ceux-ci dans votre alimentation, afin d'habituer votre métabolisme à ces nouvelles sources alimentaires, sans quoi, vous risquez de vivre des douleurs gastriques, des ballonnements voire un côlon irritable !

Récapitulons !

- **Les matières grasses** sont indispensables. Elles devront être cependant de bonne qualité. 10g à 12g environ de beurre par jour sont conseillés pour leurs apports en vitamines A, E et D. Cependant, vous pouvez également consommer de la margarine végétale : St Hubert oméga 3 est, à mon avis, la plus intéressante d'entre elles. Environ une à deux cuillères à soupe d'huile végétale par déjeuner et autant par dîner seront nécessaires. Privilégiez, si possible, l'huile d'olive « **extra-vierge** » pour la cuisson, et l'huile de noix (avec de l'huile de paraffine sera possible en mélange) pour l'assaisonnement.

- **Les viandes, poissons, œufs et leurs assimilés**, sont des apports alimentaires fondamentaux en protéines de haute valeur biologique, en fer, en zinc et en vitamine B12... ils doivent être consommés au moins à chaque déjeuner. Ne pas les cuire dans les matières grasses mais au mieux grillez-les. Ne pas consommer le gras des viandes. Aucune viande (pas trop grasse cependant) et aucun poisson ne posera de problème. Veillez à limiter au maximum la consommation des charcuteries grasses. Ils peuvent être consommés ou non au cours du dîner.

- **Les féculents** doivent être impérativement consommés à chaque petit-déjeuner et déjeuner. Ils peuvent être non consommés au dîner. Vous pouvez en consommer au cours du goûter. Vous consommerez **uniquement des féculents complets**. Ils représentent les fondations même de votre équilibre alimentaire.

- **Les légumes verts** sont d'**indispensables** apports en fibres alimentaires, en eau, en sels minéraux et en vitamines. Ils doivent être consommés **impérativement** à chaque repas. Vous les consommerez dans le ratio suivant : 1/3 crus et les 2/3 qui restent seront cuits. Vous veillerez à les apporter progressivement dans votre alimentation, sans excès au départ. Consommez leur peau dès que possible. **Vive les potages** !

- **Les produits laitiers** d'origine **animale** sont très importants pour leurs apports alimentaires élevés en lactose (accélérateur de transit), mais également en calcium, en protéines animales de grande valeur biologique, en vitamine D et en vitamines du groupe B. Un apport en produit laitier, si possible d'**origine animale à chaque repas** est très important. Ils aident également à prévenir l'ostéoporose. Limitez la consommation des fromages affinés, notamment les plus gras (dans le meilleur des cas, n'en consommez pas). Les produits laitiers **maigres** seront **privilégiés**. Les laits végétaux seront consommés « **enrichis en calcium** » (notamment si vous souffrez d'intolérance au lactose) en privilégiant le lait d'avoine.

- **Tous les fruits** (frais, secs, oléagineux...) sont **fondamentaux** pour leurs apports en fibres, qui aident, tout comme au sein des légumes verts, à traiter votre constipation chronique due à votre mégacôlon. Ce sont également d'excellentes sources alimentaires en eau (sauf les fruits secs et certains fruits oléagineux qui en sont pauvres voire dépourvu), vitamines et sels minéraux. Des fruits à chaque repas sont **indispensables**. Si possible consommez-les avec leur peau. Consommez les pommes cuites et non pas crues.

- **Le sucre et les produits sucrés** sont **à éviter au maximum**. **Les édulcorants sont parfaitement consommables à la place du sucre**, et ne poseront aucun problème. Les viennoiseries, biscuiteries, brioches, gâteaux... **sont à éviter dans votre alimentation**.

- La consommation **importante d'eau minérale** alternant eau riche en magnésium et eau riche en calcium est **indispensable**. Attention à ne pas abuser du café et du thé. **Attention aux boissons alcoolisées**.

- **Si surpoids, perdez du poids lentement, et surtout perdez du poids avec des conseils nutritionnels de qualité.**

- **Une activité physique régulière est absolument indispensable.**

L'ALIMENTATION
POUR LE MEGACÔLON

L'enquête alimentaire est désormais achevée. Vous avez pris connaissance de vos erreurs alimentaires, et vous savez désormais, d'une façon globale, à quoi doit ressembler l'équilibre alimentaire de vos journées, adapté à votre mégacôlon. Les différentes familles alimentaires vous furent présentées, et de nombreux conseils hygiéno-diététiques vous ont été également proposés.

Dans ce troisième chapitre, je vous propose un plan de rééquilibrage alimentaire, **le plus adapté possible à votre mégacôlon**. Les propositions de réalimentation qui suivent, ainsi que les propositions de menus, **ne sont pas à suivre à la lettre** : ne consommez pas des aliments qui ne vous conviennent pas ! Ces exemples de menus vous sont proposés pour vous permettre de bien vous alimenter, tout en vous permettant de traiter vos problèmes de transit intestinal actuel du à votre mégacôlon, ensuite, se sera à vous de faire les bons choix alimentaires, et ce, en toute connaissance de cause.

Les **quantités** alimentaires qui sont proposées, sont fournies **à titre indicatif**. Les quantités proposées peuvent être **majorées ou minorées**. Elles correspondent à environ 1800 kilocalories par jour, soit aux apports caloriques quotidiens recommandés, pour une femme adulte de 40 ans, ayant une activité physique (professionnelle ou non) quotidienne **modérée**.

Les quantités proposées et la répartition des aliments dans mes menus, n'ont aucun but à visée amaigrissante. Elles n'ont **pour seule et unique finalité <u>que le régime alimentaire adapté à votre mégacôlon</u>**. Les deux semaines de menus proposés de la page N°131 à la page N°144, sont pour l'une **<u>également</u>** adaptée à l'excès de cholestérol sanguin, et pour l'autre **<u>également</u>** aux diabètes pancréatiques.

L'étape qui suit consiste à passer à la pratique. Je commencerai par vous expliquer sommairement les choix alimentaires de proposés, puis je vous proposerai des journées de menus adaptés à votre mégacôlon.

Attention si vous souffrez de diverticules coliques : <u>pas de graines de lin, ni de graines de sésame</u>, et attention au son de blé ainsi qu'au son d'avoine qui peuvent, dans ce cas, vous être contre-indiqués !

☝ **N'oubliez pas** : je reviens pour la dernière fois sur ces quelques points fondamentaux, relatifs au traitement diététique de votre mégacôlon. **<u>Je n'y reviendrai pas par la suite dans ce chapitre</u>** considérant que ces points seront acquis définitivement :

- Buvez **beaucoup** d'eau dans la journée.
- Pas de stress, détendez-vous.
- Enrichissez **progressivement** votre alimentation en fibres (légumes verts, fruits, son de blé, céréales complètes...)
- Dans le meilleur des cas, pas de boisson alcoolisée du tout.
- Faites de l'activité physique régulièrement, à votre rythme.
- Ne jamais réprimer le besoin d'aller déféquer.

Le petit-déjeuner équilibré conseillé

1- Une boisson au choix (limitez le café et le thé) : lait de mammifère demi-écrémé ou écrémé en priorité, sinon lait végétal, tisane... **au mieux non sucrée.** Vous pouvez l'édulcorer (aspartame, sucralose, extrait de Stévia) si vous le souhaitez.

2- Un **produit laitier** est **absolument impératif** au choix parmi : du fromage affiné pas trop gras (à limiter), yaourt, petits suisses, fromage blanc, crème dessert... Les yaourts, les petits suisses, le fromage blanc, seront dans le meilleur des cas **maigres** (pauvres en matières grasses et au mieux ils seront également pauvres en sucre). Ils seront **très avantageusement** accompagnés de fruits, ou **de son de blé** (une cuillère à café par petit-déjeuner), ou de son d'avoine, des graines de sésame, de lin, de muesli... édulcorés (aspartame, sucralose ou extrait de Stévia) ou nature. Les personnes intolérantes au lactose consommeront des yaourts de soja, du lait délactosé ou des laits végétaux : laits **d'avoine**, d'amande, de noisette, de soja...
Quantités : un bol de lait demi-écrémé ou écrémé, un yaourt ou deux petits suisses ou environ 150g de fromage blanc **maigres**, ou environ 30g de fromage affiné peu gras (pas trop souvent).

3- Un féculent est **absolument indispensable**. Le pain est une **priorité**, et devra toujours être considéré comme l'aliment **numéro 1** du petit-déjeuner pour son **intérêt nutritionnel sans égal. Aucun autre féculent ne le surpasse**. Celui-ci sera **impérativement** complet, ou aux céréales, ou aux graines... (sauf si diverticules coliques). Vous avez également la possibilité de consommer des crêpes complètes, des biscottes **complètes** (pas idéales car de qualité nutritionnelle médiocre par rapport au pain), une semoule ou un riz au lait... **Evitez** les cracottes, les céréales allégées ou non pour petit-déjeuner... Le muesli et les céréales « all bran » sont également consommables.

Les biscuits pour le petit-déjeuner, comme par exemple « Belvita » sont de bons produits également, notamment les plus riches en céréales complètes (« brut de céréales »). Les chocos à base de farine complète sont également parfaitement consommables. Bien évidemment, les viennoiseries genre pains au lait, les croissants, brioches... **ne seront pas consommés**. Les flocons d'avoine jouent également un rôle très intéressant...

4- Un peu de **matières grasses** est intéressant au petit-déjeuner, **mais celles-ci ne sont pas obligatoires** : environ la valeur d'un micropain de beurre à 82% de matières grasses **au maximum par jour**. De la margarine végétale de qualité peut être également consommée à la place du beurre, et notamment « St Hubert oméga 3 sans huile de palme » dans les mêmes quantités. Ce sont des apports importants en vitamines A, D et E. Je vous rappelle qu'**un micropain de beurre**, c'est de la taille d'un domino, et qu'il correspond à environ 12g, il est distribué sous papier aluminium dans les hôtels et les restaurants, ou vendu dans le commerce. Cependant, vous pouvez **très bénéfiquement** consommer des matières grasses allégées (beurre et margarine allégés en matières grasses).

5- Un fruit frais, des fruits oléagineux, ou des fruits secs, voire une compote de fruits et/ou une salade de fruits et/ou jus de fruits **100% pur jus avec pulpe**... **est impératif**.

Des possibilités de petits-déjeuners vous sont proposées à partir de la page suivante. **Sauf indications contraires**, les menus proposés sont parfaitement adaptés aux diabètes pancréatiques, à l'excès de cholestérol sanguin, ainsi qu'à l'intolérance au lactose.

Mise en pratique du petit-déjeuner

∾ Petit-déjeuner équilibré du jour N°1 ∽

- Un bol **de lait de vache** demi-écrémé (ou écrémé) nature, édulcoré ou non.
⇨ *Si intolérance au lactose, consommez un <u>lait végétal</u> (lait d'avoine en priorité...)*

- **Environ** 60g de pain **aux céréales** (**environ** un tiers de baguette).

- **Environ** 12g de St Hubert oméga 3 sans huile de palme. (Soit la valeur d'un micropain).
⇨ *Si Intolérance au lactose, consommez une autre margarine végétale « sans lactose ».*

- Une compote de pommes sans sucre ajouté.

Résultats :

➢ Mon petit-déjeuner **est équilibré** car j'ai apporté :

-   Des matières grasses (conseillées) : margarine végétale.
-   Un féculent : le pain aux céréales.
-   Un produit laitier : le lait de vache (ou le lait végétal).
-   Un fruit : la compote de pommes.

➢ **Mon petit-déjeuner est parfaitement adapté à votre mégacôlon : il est source de fibres, de lactose (hors lait végétal) et d'eau.**

❧ Petit-déjeuner équilibré du jour N°2 ☙

- Une tisane nature ou édulcorée.
⇨ *Si diabète pancréatique, la tisane sera soit nature soit édulcorée, mais jamais sucrée.*

- Un demi-bol de riz au lait d'avoine (enrichi en calcium), accompagné de pruneaux.
⇨ *Si diabète pancréatique, le riz au lait sera confectionné « maison », et il sera <u>non sucré</u>, mais édulcoré en fin de cuisson.*

- Un kiwi.

Résultats :

➢ Mon petit-déjeuner **est équilibré** car j'ai apporté :

- Les matières grasses sont absentes (non problématique).
- Un féculent : le riz rond du riz au lait.
- Un « produit laitier » : le lait d'avoine du riz au lait.
- Les fruits : le kiwi et les pruneaux.

➢ **Mon petit-déjeuner est parfaitement adapté à votre mégacôlon : il est source de fibres et d'eau, mais il est cependant dépourvu de lactose.**

❧ Petit-déjeuner équilibré du jour N°3 ❦

- Un bol de décaféiné édulcoré.

- **Un ramequin** de fromage blanc maigre (à 0% de matière grasse), édulcoré **accompagné d'une cuillère à café de son de blé.**
⇨ *Si intolérance au lactose, consommez du fromage blanc à base <u>de lait de soja</u>.*

- **Environ** 60g de pain aux quatre céréales.

- **Environ** 25g de beurre à **41%** de matières grasses.
⇨ *Vous pouvez si vous le désirez, consommer de la margarine végétale <u>de qualité</u> à la place du beurre. Si intolérance au lactose, consommez une margarine végétale « sans lactose ».*

- Une salade de fruits sans consommer son sirop.

Résultats :

➢ Mon petit-déjeuner **est équilibré** car j'ai apporté :

- Des matières grasses (conseillées) : beurre allégé en matières grasses ou margarine végétale.
- Un féculent : le pain aux quatre céréales.
- Un produit laitier : le fromage blanc maigre.
- Des fruits : la salade de fruits.

➢ **Mon petit-déjeuner est parfaitement adapté à votre mégacôlon : il est source de fibres, de lactose (hors fromage blanc végétal) et d'eau.**

❧ Petit-déjeuner équilibré du jour N°4 ☙

- Un bol de lait de chèvre demi-écrémé, servi avec une petite cuillère à café de miel.
⇨ **Pas de miel en cas de diabète pancréatique. Le miel est certes un sucre rapide, mais consommé <u>occasionnellement</u> il ne posera pas de problème. Pas de lait de chèvre si intolérance au lactose.**

- Trois crêpes nature (à base de farine de blé complet).

- Un verre de jus d'orange 100% pur jus de fruits **<u>avec pulpe</u>**.
⇨ **En cas de diabète pancréatique, il sera consommé à la fin du petit-déjeuner.**

Résultats :

➤ Mon petit-déjeuner **est équilibré** car j'ai apporté :

- Les matières grasses sont absentes (non problématique).
- Un féculent : les crêpes.
- Un produit laitier : le lait de chèvre.
- Un fruit : le jus d'orange 100% avec pulpe.

➤ **Mon petit-déjeuner est parfaitement adapté à votre mégacôlon : il est source de fibres, d'eau et de lactose.**

❧ *Petit-déjeuner équilibré du jour N°5* ❧

- Deux grands verres d'eau « Hépar » glacés.

- Cinq biscottes **complètes**.
⇨ ***Les biscottes ne sont cependant pas très intéressantes sur le plan nutritionnel. Si diabète pancréatique remplacez-les par du pain complet.***

- **Environ** 12g de margarine végétale. Je vous conseille St Hubert oméga 3 sans huile de palme.
⇨ ***Si intolérance au lactose, consommez une autre margarine végétale « sans lactose ».***

- Deux petits suisses maigres édulcoré, accompagnés d'une compote de fruits rouges sans sucre ajouté.
⇨ ***Si intolérance au lactose, consommez du fromage blanc de soja.***

Résultats :

➤ Mon petit-déjeuner **est équilibré** car j'ai apporté :

- Les matières grasses (conseillées) : la margarine.
- Un féculent : les biscottes complètes (ou le pain complet).
- Un produit laitier : les petits suisses (ou le fromage blanc de soja).
- Le fruit : la compote de fruits rouges.

➤ **Mon petit-déjeuner est parfaitement adapté à votre mégacôlon : il est source de fibres, de lactose (hors fromage blanc de soja) et d'eau.**

❧ Petit-déjeuner équilibré du jour N°6 ☙

- Un grand verre de jus d'orange fraîchement pressé glacé.

- Une galette de sarrasin, fourrée avec du saint-nectaire (**environ** 30g maximum).
⇨ *Si excès de cholestérol sanguin, limitez votre consommation de fromage affiné dans la semaine.*

- Figues séchées.

Résultats :

➤ Mon petit-déjeuner **est équilibré**, car j'ai apporté :

- Les matières grasses sont absentes (non problématique).
- Un féculent : la galette de sarrasin.
- Un produit laitier : le saint-nectaire.
- Le fruit : les figues séchées et l'orange pressée.

➤ **Mon petit-déjeuner est parfaitement adapté à votre mégacôlon : il est source de fibres et d'eau. (Les sources alimentaires en lactose sont dans cet exemple, plutôt faibles).**

Le déjeuner équilibré conseillé

1- Une part « standard » en viande (pas trop grasse), ou poisson, ou deux gros œufs, ou de leurs assimilés (peu gras) est **indispensable à tous les déjeuners**. Attention au mode de cuisson : pas de graisse cuite si possible. Rappelez-vous, on privilégiera les viandes grillées ou rôties, les poissons cuits au court-bouillon, grillés, au four, en papillote...
Quantités : environ 100g à 120g correspondant à une côte de porc, une escalope de dinde, un rouget, deux gros œufs...

2- Des féculents sont **absolument indispensables à tous les déjeuners**. Ils seront **impérativement** à base de **céréales complètes**.
Quantités : **environ** cinq pommes de terre (si possible consommées avec leur pelure) de la taille d'un œuf de poule chacune **ou environ** un demi-bol **cuit** de riz complet, pâtes complètes, légumes secs... Pour ce qui est du pain, il sera au mieux riche en céréales complètes (pain complet, pain aux céréales...) Vous consommerez une belle rondelle de pain correspondant à **environ** 40g de pain, soit une rondelle d'environ 1/6 d'une baguette tradition, ou d'**environ** 1/5 d'une baguette traditionnelle. (Le pain n'est pas obligatoire **en plus d'un autre féculent**).

3- Les légumes verts sont **extrêmement** importants au cours du déjeuner. Ils seront consommés crus (pour 1/3 maximum) ou cuits. Cependant, « contrôlez » tout de même vos apports alimentaires en légumes verts à ce repas, **afin de « laisser de la place » aux féculents complets** qui, ces derniers, sont tout aussi fondamentaux à ce repas de la journée. L'association des deux groupes alimentaires sera optimale au cours du déjeuner.
Quantité : en augmentation progressive dans le temps (**pas** de surcharge alimentaire **brutale** en fibres).

4- Un **produit laitier** est <u>**absolument impératif**</u> au choix parmi : du fromage affiné pas trop gras (à limiter), yaourt, petits suisses, fromage blanc, crème dessert... Les yaourts, les petits suisses, le fromage blanc, seront dans le meilleur des cas **maigres** (pauvres en matières grasses, et au mieux ils seront également pauvres en sucre). Ils seront **très avantageusement** accompagnés de fruits, ou d'une cuillère à café par déjeuner **de son de blé** (ou de son d'avoine, de graines de lin, de graines de sésame...), de muesli... édulcorés ou nature. Les personnes intolérantes au lactose consommeront des yaourts végétaux, du lait délactosé ou des laits végétaux : laits <u>**d'avoine**</u>, de soja... **Quantités** : un yaourt ou deux petits suisses ou environ 150g de fromage blanc **maigres**, ou environ 30g de fromage affiné peu gras (pas trop souvent) ou encore un grand verre de lait...

5- Une crudité et/ou une cuidité en fruit est également un apport alimentaire **extrêmement** **important**. Vous pouvez consommer des fruits secs (qui sont les plus intéressants), des fruits oléagineux, des compotes de fruits, des salades de fruits... Pensez à privilégier les fruits les plus riches en fibres.
Quantité : la valeur d'un **gros** fruit frais.

6- Un apport en matières grasses est **nécessaire**.
Quantités : **environ** une à deux cuillères à soupe d'huile végétale par repas, ou une cuillère à soupe rase de beurre ou de margarine végétale **de qualité**. L'huile végétale est remplaçable, de temps en temps, par de la crème fraîche si possible **allégée en matières grasses**, et dans des quantités modérées. Evitez les graisses cuites. Pensez, <u>**si besoin est**</u>, à confectionner vos vinaigrette pour moitié d'huile, avec de l'huile de paraffine.

De nombreuses possibilités de déjeuners existent. A vous de jouer avec celles-ci, et d'en créer d'autres. <u>**Sauf indications contraires**</u>, les exemples de déjeuners proposés sont parfaitement adaptés aux diabètes pancréatiques et/ou à l'excès de cholestérol sanguin, ainsi qu'à l'intolérance au lactose.

Mise en pratique du déjeuner

❧ *Déjeuner équilibré du jour N°1* ☙

- Salade composée avec radis noir râpé, avocat, laitue, roquette, surimi, morceaux de figues séchées, du riz complet (**environ** 120g cuit), une à deux cuillères à soupe d'huile végétale au choix pour confectionner la vinaigrette, **une cuillère à café de son d'avoine**, persil, sel, poivre.

- **Environ** 40g de pain complet.

- Un yaourt aux fruits à 0% de matière grasse, édulcoré.
⇨ *Si intolérance au lactose, consommez un yaourt de soja.*

- Eau à volonté.

Résultats :

➤ Mon déjeuner **est équilibré** car j'ai apporté :

- Les matières grasses : l'huile végétale.
- Les protéines animales : le surimi.
- Les féculents : le riz complet et le pain complet.
- Les légumes verts : radis noir, roquette, laitue et persil.
- Le produit laitier : le yaourt maigre.
- Les fruits : l'avocat, les figues séchées et ceux du yaourt.

➤ **Mon déjeuner est parfaitement adapté à votre mégacôlon : il est source de fibres, de lactose (hors yaourt de soja) et d'eau.**

❧ Déjeuner équilibré du jour N°2 ❧

- Carottes râpées dressées avec une vinaigrette élaborée à partir d'une cuillère à soupe d'huile de noix, persil, ciboulette, graines de lin, graines de sésame, sel et poivre.

- Une côte de porc **grillée**, herbes de Provence, sel, poivre.

- **Environ** 150g de pâtes **complètes** cuites, accompagnées après cuisson d'une noisette de beurre cru (10g **environ**).

- Une part de fromage de chèvre (**environ** 30g **maximum**).
⇨ *Attention à ne pas surconsommer de fromage affiné en cas d'excès de cholestérol sanguin. Attention si intolérance au lactose (peut ne pas être toléré).*

- Une banane mûre.
⇨ *Attention si diabète : banane pas __trop__ mûre.*

- Eau à volonté.

Résultats :

➢ Mon déjeuner **est équilibré** car j'ai apporté :

- Les matières grasses : l'huile de noix et le beurre.
- Les protéines animales : la côte de porc.
- Le féculent : les pâtes complètes.
- Les légumes verts : les carottes, persil, ciboulette.
- Le produit laitier : le fromage de chèvre.
- Le fruit : la banane.

➢ **Mon déjeuner est adapté à votre mégacôlon : il est source de fibres et d'eau, mais il est pauvre en lactose.**

❧ *Déjeuner équilibré du jour N°3* ❧

- Potage de légumes verts.

- Une petite aubergine farcie avec **environ** 120g de riz **complet** cuit en pilaf au **curry**, et avec de la viande de veau hachée. (Deux cuillères à soupe d'huile d'olive pour l'élaboration du plat).

- **Environ** 40g de pain aux graines.

- Une crème dessert saveur chocolat light **accompagnée d'une cuillère à café de son de blé.**
⇨ *Si intolérance au lactose, consommez une crème dessert sans lactose.*

- Pruneaux.

- Eau à volonté.

Résultats :

➢ Mon déjeuner **est équilibré** car j'ai apporté :

-    Les matières grasses : l'huile d'olive du riz pilaf.
-    Les protéines animales : la viande de veau hachée.
-    Les féculents : le riz complet et le pain aux graines.
-    Les légumes verts : l'aubergine et le potage.
-    Le produit laitier : la crème dessert light.
-    Le fruit : les pruneaux.

➢ **Mon déjeuner est parfaitement adapté à votre mégacôlon : il est source de fibres, de lactose (hors dessert sans lactose) et d'eau.**

❧ Déjeuner équilibré du jour N°4 ❧

- Salade composée de cinq pommes de terre « nouvelles » avec leur pelure de la taille d'un œuf de poule chacune, dressées avec une vinaigrette élaborée à partir d'une cuillère à soupe d'huile de noix et d'une autre d'huile de paraffine pour confectionner une vinaigrette, persil, ciboulette, sel et poivre.

- Une petite dorade cuite en papillote, accompagnée d'une julienne de légumes surgelés nature, sel, poivre.

- **Environ** 40g de pain aux céréales.

- Fromage blanc accompagné de dattes séchées coupées en morceaux, le tout édulcoré.
⇨ *Si intolérance au lactose, consommez du fromage blanc de soja si possible enrichi en calcium.*

- Eau à volonté.

Résultats :

➢ Mon déjeuner **est équilibré** car j'ai apporté :

- Les matières grasses : les huiles végétales.
- Les protéines animales : la dorade.
- Les féculents : les pommes de terre et le pain aux céréales.
- Les légumes verts : la julienne de légumes, persil...
- Le produit laitier : le fromage blanc (de soja ou non).
- Le fruit : les dattes séchées.

➢ **Mon déjeuner est parfaitement adapté à votre mégacôlon : il est source de fibres, de lactose (hors fromage blanc de soja) et d'eau.**

❧ *Déjeuner équilibré du jour N°5* ❧

- Une escalope de dinde grillée, sel et poivre.

- Quinoa.

- Cœurs d'artichauts braisés dans un peu d'huile d'olive, sel, poivre et noix de muscade râpée.

- Environ 40g de pain complet.

- Un grand verre de lait de vache demi-écrémé (en boisson).
⇨ *Si intolérance au lactose, consommez du lait d'avoine.*

- Deux fruits de la passion.

- Eau à volonté.

Résultats :

➢ Mon déjeuner **est équilibré** car j'ai apporté :

- Les matières grasses : l'huile d'olive.
- Les protéines animales : l'escalope de dinde grillée.
- Les féculents : le quinoa et le pain complet.
- Le légume vert : les cœurs d'artichauts.
- Le « produit laitier » : le lait de vache (ou d'avoine).
- Le fruit : les fruits de la passion.

➢ **Mon déjeuner est parfaitement adapté à votre mégacôlon : il est source de fibres, de lactose (hors lait d'avoine) et d'eau.**

❧ *Déjeuner équilibré du jour N°6* ☙

- Taboulé.

- Un steak haché **à 5% de matières grasses** grillé, sel et poivre.

- Laitue dressée avec une vinaigrette élaborée à partir d'une à deux cuillères à soupe d'huile d'olive, persil, ciboulette, sel, poivre.

- Environ 40g de pain aux graines.

- Emmental (**environ** 30g).
⇨ *Attention à ne pas surconsommer de fromage affiné en cas d'excès de cholestérol sanguin.*

- Une compote de rhubarbe **accompagné d'une cuillère à café de graines de lin.**

- Eau à volonté.

Résultats :

➢ Mon déjeuner **est équilibré** car j'ai apporté :

- Les matières grasses : l'huile d'olive.
- Les protéines animales : le steak haché maigre.
- Les féculents : le taboulé et le pain aux graines.
- Le légume vert : la laitue.
- Le produit laitier : le fromage (emmental).
- Les fruits : la compote de rhubarbe (légume en fait...)

➢ **Mon déjeuner est adapté à votre mégacôlon : il est source de fibres et d'eau. Mais dépourvu de lactose.**

Le dîner équilibré conseillé

1- Une part « standard » de viande (peu grasse), ou de poisson, ou deux gros œufs, ou de certains assimilés n'est **pas indispensable au cours du dîner**.
Quantités (si consommée) : environ 100g à 120g correspondant à une côte de porc, une escalope de dinde, un rouget, deux gros œufs... Privilégiez le poisson au dîner. Favorisez toujours les cuissons sans matière grasse si possible (grill, vapeur, four...)
Je précise que toutes mes propositions de menus seront accompagnées d'un aliment de ce groupe alimentaire, au cours du dîner.

2- Les féculents **ne sont pas indispensables** au cours du dîner. Ils peuvent parfaitement ne pas y être consommés (au contraire des deux autres repas principaux de la journée). Dans le cas où ils seraient consommés, ils seront **toujours impérativement** à base de **céréales complètes**.
Quantités : toujours moindres qu'au cours du déjeuner. Si vous consommez du pain, privilégiez les pains riches en fibres, et consommez-en dans les mêmes quantités qu'au déjeuner au maximum.

3- Les légumes verts sont **absolument indispensables au cours de chaque dîner**, sous forme de crudités (pour environ les 2/3) et/ou de cuidités (pour environ le tiers restant). Le potage est un plat idéal à intégrer au cours du dîner.
Quantité : en augmentation progressive dans le temps (**pas** de surcharge alimentaire **brutale** en fibres).

4- Un **produit laitier** est __absolument impératif__ au choix (si possible hors fromage affiné) parmi : yaourt, petits suisses, fromage blanc, crème dessert... Les yaourts, les petits suisses, le fromage blanc, seront dans le meilleur des cas **maigres** (pauvres en matières grasses et au mieux ils seront également pauvres en sucre). Ils seront **très avantageusement** accompagnés de fruits, ou d'une cuillère à café par déjeuner **de son de blé** (ou de son d'avoine, de graines de lin, de graines de sésame...), de muesli... édulcorés ou nature. Les personnes intolérantes au lactose consommeront des yaourts végétaux, du lait délactosé ou des laits végétaux : laits __d'avoine__, de soja...

Quantités : un yaourt ou deux petits suisses ou environ 150g de fromage blanc **maigres**, ou encore un grand verre de lait d'origine animale ou végétale...

5- Une crudité et/ou une cuidité en fruit est également un apport alimentaire **extrêmement** important. Vous pouvez consommer des fruits secs (qui sont les plus intéressants), des fruits oléagineux, des compotes de fruits, des salades de fruits... Pensez à privilégier les fruits les plus riches en fibres.

Quantité : la valeur d'un **gros** fruit frais.

6- Un apport en matières grasses est **important**.

Quantités : **environ** une à deux cuillères à soupe d'huile végétale au choix par dîner. Limitez votre consommation de crème fraîche, même allégée en matières grasses, **au cours de vos dîners**. Pas de graisses cuites. Pensez, __si besoin est__, à confectionner vos vinaigrette pour moitié d'huile, avec de l'huile de paraffine.

De nombreuses possibilités de dîners existent. A vous de jouer avec celles-ci et d'en créer d'autres, car tous les aliments de consommables au dîner, ne sont pas mentionnés dans les exemples de repas proposés. __Sauf indications contraires__, les menus proposés sont parfaitement adaptés aux diabètes pancréatiques, à l'excès de cholestérol sanguin, ainsi qu'au cas d'intolérance au lactose.

Mise en pratique du dîner

ಎ Dîner équilibré du jour N°1 ಚ

- Omelette (avec deux gros œufs) aux champignons de Paris, cuite avec un peu d'huile d'olive (**environ** une à deux cuillères à soupe), persil, sel, poivre.
⇨ *Si excès de cholestérol sanguin, pas plus de trois œufs par semaine au total.*

- Un yaourt aux fruits à 0% de matière grasse, édulcoré.
⇨ *Si intolérance au lactose, consommez un yaourt de soja.*

- Une ou deux poignées de framboises fraîches.

- Eau à volonté.

Résultats :

➢ Mon dîner **est équilibré** car j'ai apporté :

- Les matières grasses : l'huile d'olive.
- Les protéines animales (non obligatoires) : les œufs.
- Le légume vert : les champignons de Paris.
- Le produit laitier : le yaourt maigre ou le yaourt de soja.
- Les fruits : les framboises fraîches et ceux du yaourt.

➢ **Mon dîner est parfaitement adapté à votre mégacôlon : il est source de fibres, de lactose (hors yaourt de soja) et d'eau.**

⁍ *Dîner équilibré du jour N°2* ⁌

- Poireaux sauce vinaigrette (élaborée à partir d'huile de noix + huile de paraffine), oignon rouge, ciboule, sel, poivre, persil.

- Filet de perche cuit vapeur.

- Crème fraîche à **15%** de matières grasses, aneth, sel, poivre.
⇨ *Si intolérance au lactose, consommez de la crème de soja.*

- Environ 40g de pain aux céréales.

- Fromage blanc nature édulcoré, **accompagné d'une cuillère à café de son d'avoine** et d'un kaki coupé en dés.
⇨ *Si intolérance au lactose, consommez du fromage blanc de soja.*

- Eau à volonté.

Résultats :

➢ Mon dîner **est équilibré** car j'ai apporté :

- Les matières grasses : les huiles de noix et de paraffine.
- Les protéines animales (non obligatoires) : la perche.
- Le féculent (non obligatoire) : le pain aux céréales.
- Les légumes verts : les poireaux, l'oignon, la ciboule.
- Les produits laitiers : le fromage blanc et la crème fraîche allégées en matières grasses (ou la crème de soja).
- Le fruit : le kaki.

➢ **Mon dîner est parfaitement adapté à votre mégacôlon : il est source de fibres, de lactose (hors fromage blanc et crème de soja) et d'eau.**

ও Dîner équilibré du jour N°3 ୪

- Salade d'avocat à la sauce yaourt nature maigre, vinaigre, olives, cerneaux de noix, graines de lin, une cuillère à café de son de blé, ciboulette, échalote, ail, sel, poivre.
⇨ **Si intolérance au lactose, utilisez un yaourt de soja.**

- Une tranche de foie de veau grillée, sel, poivre et cumin.

- Poêlée de haricots verts frais, revenue dans un peu d'huile d'olive extra-vierge (une cuillère à soupe **environ**), oignon, sel, poivre, persil, ail, cumin.

- Environ 40g de pain de son.

- Abricots secs.

- Eau à volonté.

Résultats :

➢ Mon dîner **est équilibré** car j'ai apporté :

- Les matières grasses : l'huile d'olive extra-vierge.
- Les protéines animales (non obligatoires) : le foie de veau.
- Les légumes verts : les haricots verts, la ciboulette, l'échalote, l'oignon et le persil.
- Le produit laitier : le yaourt maigre (de soja ou non).
- Les fruits : les abricots secs, les olives, l'avocat et les noix.

➢ **Mon dîner est parfaitement adapté à votre mégacôlon : il est source de fibres, de lactose (hors yaourt de soja) et d'eau.**

❧ Dîner équilibré du jour N°4 ⌘

- Un beau maquereau **frais** cuit à la vapeur, pigment fort en poudre, sel, poivre.

- Choux de Bruxelles cuits à la vapeur, nappés d'une béchamel confectionnée avec **environ** une cuillère à soupe d'huile d'olive extra-vierge et de farine **complète**, sel, poivre.
⇨ *Si intolérance au lactose, confectionnez la béchamel avec du lait d'avoine nature.*

- Un grand verre de lait de chèvre demi-écrémé (ou écrémé) en boisson nature.
⇨ *Si intolérance au lactose, consommez du lait de châtaignes nature.*

- Une salade de fruits sans sucre ajouté (confection « maison »).
⇨ **En privilégiant les fruits les plus riches en fibres.**

- Eau à volonté.

Résultats :

➢ Mon dîner **est équilibré** car j'ai apporté :

-   Les matières grasses : l'huile d'olive extra-vierge.
-   Les protéines animales (non obligatoires) : le maquereau.
-   Le légume vert : les choux de Bruxelles.
-   Les produits laitiers : le lait de la béchamel et le lait de chèvre (ou les laits de châtaignes et d'avoine).
-   Les fruits : la salade de fruits.

➢ **Mon dîner est parfaitement adapté à votre mégacôlon : il est source de fibres, de lactose (hors laits végétaux) et d'eau.**

❧ Dîner équilibré du jour N°5 ❧

- Blanc de poulet rôti, herbes de Provence, persil, sel, poivre.

- Scarole sauce vinaigrette confectionnée à l'aide d'une cuillère à soupe d'huile d'olive, persil, échalote, oignon rouge, graines de coriandre, graines de sésame, ail semoule, sel, poivre.

- Deux petits suisses nature édulcorés **accompagnés d'une cuillère à café de son de blé.**
⇨ *Si intolérance au lactose, consommez un yaourt de soja.*

- Une compote de rhubarbe.
⇨ *Si diabète, la compote sera confectionnée « maison » et édulcorée. Ne pas abuser de la rhubarbe.*

- Une ou deux poignées de noix, d'amandes et de noisettes.

- Eau à volonté.

Résultats :

➢ Mon dîner **est équilibré** car j'ai apporté :

- Les matières grasses : l'huile d'olive.
- Les protéines animales (non obligatoires) : le poulet.
- Les légumes verts : la scarole, l'échalote, l'oignon, la rhubarbe.
- Le produit laitier : les petits suisses ou le yaourt de soja.
- Les fruits (oléagineux) : les noix, amandes et noisettes.

➢ **Mon dîner est parfaitement adapté à votre mégacôlon : il est source de fibres, de lactose (hors yaourt de soja) et d'eau.**

෨ Dîner équilibré du jour N°6 ෬

- Salade composée avec des praires cuites et décortiquées, moules, coques, quinoa, chou rouge râpé, pousses de soja, épinards crus, raisin secs, le tout assaisonné d'une vinaigrette élaborée à partir d'**environ** une cuillère à soupe d'huile d'olive, vinaigre, persil, **une cuillère à café de son d'avoine**, sel et poivre.

- **Environ** 40g de pain aux graines.

- Un yaourt nature à 0% de matière grasse édulcoré.
⇨ *Si intolérance au lactose, consommez un grand verre de lait de soja nature.*

- Eau à volonté.

Résultats :

➢ Mon dîner **est équilibré** car j'ai apporté :

- Les matières grasses : l'huile d'olive.
- Les protéines animales (non obligatoires) : les praires, moule, coques.
- Les féculents (non obligatoires) : le pain aux graines et le quinoa.
- Les légumes verts : chou rouge, les épinards, les pousses de soja.
- Le produit laitier : le yaourt ou le lait de soja.
- Le fruit : les raisins secs.

➢ **Mon dîner est parfaitement adapté à votre mégacôlon : il est source de fibres, de lactose (hors lait de soja) et d'eau.**

Trois semaines de menus proposés

Je vous propose pour clore ce troisième chapitre, trois semaines de menus équilibrés et **TOUS** adaptés à votre régime alimentaire imposé par votre mégacôlon.

Les sept premiers jours de menus dénommés : **ဆ JOUR N°1 03** à **ဆ JOUR N°7 03 ne sont pas tous <u>également</u> adaptés** sur le plan nutritionnel, à un excès de cholestérol ou à un diabète pancréatique.

Les sept jours de menus suivants dénommés : **ဆ JOUR N°8 03** à **ဆ JOUR N°14 03** sont tous **<u>également</u>** adaptés sur le plan nutritionnel **à un excès de cholestérol sanguin**, mais ils ne **sont cependant pas tous adaptés** à un diabète pancréatique.

Les sept derniers jours de menus dénommés : **ဆ JOUR N°15 03** à **ဆ JOUR N°21 03** sont tous **<u>également</u>** adaptés sur le plan nutritionnel **à un diabète pancréatique**, mais ils ne **sont cependant pas tous adaptés** à un excès de cholestérol sanguin.

Je n'ai pas inclus de menus adaptés à l'intolérance au lactose. Il vous appartiendra, dans ce cas, d'adapter les menus vous-même.

Enfin, il ne s'agit ici que de propositions de menus. Ce ne sont pas des obligations. Ces menus servent à illustrer les conseils nutritionnels que je vous ai proposés, depuis le début de cet ouvrage, concernant votre mégacôlon. Un goûter est proposé chaque jour, **<u>celui-ci n'est pas obligatoire</u>**.

N'oubliez pas : buvez de l'eau **<u>abondamment</u>**, au mieux une eau riche en magnésium en alternance avec une eau riche en calcium.

NB : dans les menus proposés, *MG = Matière(s) Grasse(s).

❧ Jour N°1 ❧

Petit-déjeuner

- Un bol de thé vert édulcoré.
- Lait de vache demi-écrémé accompagné
de chocolat en poudre pour petit-déjeuner peu sucré.
- Pain complet.
- St Hubert oméga 3 sans huile de palme.
- Deux oranges pressées glacées.

Déjeuner

- Rôti de cheval.
- Purée de céleri-rave, muscade moulue, sel, poivre.
- Un yaourt aux fruits à 0% MG* édulcoré.
- Pain aux céréales.
- Riz au lait d'avoine accompagné de pruneaux.

Goûter

- Un yaourt aux fruits avec une cuillère à café de son de blé.
- Un verre de jus de clémentines **avec pulpe**.

Dîner

- Filet de sole cuit dans une poêle en meunière dans
un peu d'huile d'olive extra-vierge, sel, poivre, gingembre moulu.
- Bouquets de chou-fleur vapeur, sel, poivre.
- Crème fraîche à **15%** MG*
accompagnée d'une pointe de paprika, aneth, persil, sel, poivre.
- Une salade de fruits au naturel.

ප Jour N°2 ශ

Petit-déjeuner

- Semoule au lait de chèvre demi-écrémé aux raisins secs.
- Un verre de jus d'orange 100% pur jus **avec sa pulpe**.

Déjeuner

- Chou rouge râpé sauce vinaigrette, échalote, ail semoule,
persil, une cuillère à café de graines de lin, sel et poivre.
- Steak de soja grillé, sel, poivre.
- Pâtes complètes accompagnées d'huile d'olive extra-vierge.
- Pain complet.
- Fraises fraîches.

Goûter

- Un verre de lait de vache demi-écrémé nature.
- Pain aux céréales.
- Une compote de pommes
accompagnée d'une cuillère à café de graines de sésame.

Dîner

- Potage de légumes verts.
- Rôti de porc froid accompagné de pommes cuites.
- Un avocat, coriandre, graines de fenouil, vinaigrette, sel, poivre.
- Pain aux céréales.
- Un yaourt aux fruits à 0% MG* édulcoré
accompagné d'une cuillère à café de son d'avoine.
- Ananas frais.

❧ Jour N°3 ❧

Petit-déjeuner

- Deux ou trois crêpes nature (à base de blé complet).
- Un grand bol de lait de brebis demi-écrémé chocolaté.
- Un ramequin de fruits rouges au choix.

Déjeuner

- Carottes râpées vinaigrette (avec de l'huile de noix), persil, coriandre, cerfeuil, ciboulette, oignon rouge, sel et poivre.
- Une côte de porc grillée, sel, poivre.
- Pommes de terre nouvelles consommée avec leur pelure.
- Pain complet.
- 30g **maximum** de rouy.
- Une orange sanguine.

Goûter

- Pain aux graines.
- St Hubert oméga 3 sans huile de palme.
- Lait d'avoine « enrichi en calcium ».
- Deux poignées d'amandes, noisettes et de cerneaux de noix.

Dîner

- Thon rouge grillé, aneth, sel, poivre.
- Cœurs d'artichauts cuits à la vapeur, sel, poivre.
- Crème fraîche à 15% de MG*,
accompagnée d'un peu d'aneth, sel, poivre.
- Figues séchées.

❧ Jour N°4 ❧

Petit-déjeuner

- Chicoré édulcorée ou non.
- Pain multicéréales.
- Confiture de rhubarbe (en quantité **très modérée**).
- Un yaourt au muesli enrichi de graines de lin.

Déjeuner

- Blanc de poulet coupé en dés, rissolé dans un peu d'huile d'olive extra-vierge, de l'ail, oignon, cumin, persil, sel, poivre.
- Purée de pois cassés (St Germain).
- Pain de son.
- Deux petits suisses maigres édulcorés accompagnés d'une cuillère à café de son d'avoine.
- Une banane **mûre**.

Goûter

- Fromage blanc édulcoré accompagné de mûres fraîches, et de céréales « all bran ».

Dîner

- Salade composée avec des champignons de Paris frais crus, pousses de soja, dattes séchées, oignon rouge cru, saumon cuit et froid émietté, une cuillère à café de graines de sésame, surimi, ciboule, sel, poivre, paprika, ail semoule, vinaigrette.
- Une crème dessert saveur chocolat light.
- Abricots secs.

❧ Jour N°5 ❧

Petit-déjeuner

- Un bol de café édulcoré ou nature.
- Pain complet.
- 30g **maximum** de comté.
- Un jus d'orange 100% pur jus de fruits avec pulpe.

Déjeuner

- Gigot d'agneau.
- Flageolets.
- Pain aux quatre céréales.
- Scarole à volonté avec vinaigrette (à base d'huile de noix associée avec de l'huile de paraffine), échalote, sel et poivre.
- Une liégeois au café.
- Groseilles.

Goûter

- Une poignée d'amandes, noisettes et cerneaux de noix.
- Une petite part de clafoutis aux cerises peu sucré.
- Un grand verre de lait de vache demi-écrémé.

Dîner

- Foie de veau poêlé dans un peu d'huile d'olive extra-vierge.
- Haricots beurre frais, sautés dans un peu d'huile d'olive extra-vierge, oignons, cumin, persil, ail, sel et poivre.
- Un grand verre de lait de vache demi-écrémé nature.
- Une pêche.

❧ Jour N°6 ❧

Petit-déjeuner

- Lait de chèvre demi-écrémé chocolaté.
- Pain complet frais grillé (grillé soi-même).
- Compote de pommes sans sucre ajouté.

Déjeuner

- Salade de riz complet avec poivron vert, épinards crus,
dés de jambon blanc, pousses de soja, vinaigrette
(à base d'huile d'olive extra-vierge), persil, échalote,
oignon rouge, ail semoule, sel, poivre.
- Pain multicéréales.
- Un yaourt nature à 0% MG*
accompagné d'une cuillère à café de son de blé.
- Une poire belle Hélène au chocolat noir.

Goûter

- Gâteau de riz aux pruneaux et aux raisins secs.

Dîner

- Potage de légumes verts.
- Deux œufs coques.
- Pain aux graines.
- St Hubert oméga 3 sans huile de palme.
- Un yaourt à 0% MG* aux fruits
accompagné d'une cuillère à café de graines de sésame.
- Figues fraîches.

ও Jour N°7 ৪

Petit-déjeuner

- Un bol de thé vert (édulcoré ou non).
- Flocons d'avoine avec du lait de vache demi-écrémé.
- Deux oranges fraîches pressées glacées.

Déjeuner

- Radis, St Hubert oméga 3 sans huile de palme.
- Côte de porc grillée, herbes de Provence, sel, poivre.
- Purée de pommes de terre, huile d'olive extra-vierge,
noix de muscade moulue, sel et poivre.
- Pain complet.
- Deux petits suisses maigres édulcorés
et accompagnés d'une cuillère à café de son d'avoine.
- Un kaki.

Goûter

- Un bol de lait de brebis demi-écrémé accompagné
de flocons d'avoine et d'une banane mûre coupée en rondelles.

Dîner

- Un maquereau cuit en papillote accompagné de petits légumes,
persil, un filet d'huile d'olive extra-vierge, sel, poivre.
- Petits suisses **maigres** sucrés à la confiture de myrtilles,
accompagnés d'une cuillère à café de graines de lin.
- Pain multicéréales.
- Salade de fruits rouges.

∞ Jour N°8 ∞

(Menu adapté à l'excès de cholestérol sanguin)

Petit-déjeuner

- Lait de chèvre écrémé, sucré ou non.
- Biscottes complètes (non idéales sur le plan nutritionnel).
- St Hubert oméga 3 sans huile de palme.
- Kiwi.

Déjeuner

- Mijoté de poulet aux olives.
- Quinoa.
- Cresson de fontaine sauce vinaigrette (à base d'huile de noix +huile de paraffine), ciboulette, dés de féta, ail, sel et poivre.
- Pain multicéréales.
- Une pêche.

Goûter

- Un choco (à base de blé complet).
- Un verre de lait de chèvre demi-écrémé nature.
- Une salade de fruits frais « maison ».

Dîner

- Aile de raie cuite à la vapeur.
- Choux de Bruxelles cuits à la vapeur, sel, poivre.
- Crème fraîche à 15% de MG, câpres, sel et poivre.
- Pain aux quatre céréales.
- Compote de rhubarbe.

❦ Jour N°9 ❧

(Menu adapté à l'excès de cholestérol sanguin)

Petit-déjeuner

- Un bol de lait de vache demi-écrémé.
- Une galette de sarrasin nature.
- Un jus de clémentines 100% pur jus **avec sa pulpe**.

Déjeuner

- Salade de haricots vert froids, accompagnée d'une vinaigrette
à base d'huile d'olive extra-vierge, une cuillère à café de son
de blé, coriandre, échalote, cumin, ail, sel, poivre.
- Une côte de veau **grillée**, sel, poivre, herbes de Provence.
- Lentilles.
- Fromage blanc édulcoré accompagné de raisins secs.

Goûter

- Deux biscuits Belvita « brut de céréales » pour petit-déjeuner.
- Deux petits suisses maigres aromatisés,
accompagnés d'une cuillère à café de graines de lin.
- Une compote de pommes sans sucre ajouté.

Dîner

- Potage de légumes verts.
- Sardines grillées.
- Mâche à volonté avec vinaigrette à base d'huile de noix,
cerneaux de noix, amandes, dés de dattes séchées, ail, sel, poivre.
- Un grand verre de lait de jument demi-écrémé.

❧ Jour N°10 ❧

(Menu adapté à l'excès de cholestérol sanguin)

Petit-déjeuner

- Quatre biscuits Belvita « Brut de céréales ».
- Lait de chèvre demi-écrémé nature.
- Un verre de jus d'orange 100% pur jus de fruits avec pulpe.

Déjeuner

- Bœuf bourguignon confectionné avec un peu d'huile d'olive extra-vierge, poireaux, petits pois, bouquet garni, sel, poivre.
- Frites **cuites au four**.
- Pain complet.
- Une crème aux œufs light.
- Ananas frais.

Goûter

- Une ou deux crêpe(s) nature (à la farine de blé complète) fourrée(s) à la compote de rhubarbe.
- Un grand verre de lait de vache écrémé chocolaté.

Dîner

- Chou brocoli froid à la sauce vinaigrette (à base d'huile d'olive extra-vierge), ail, échalote, sel, poivre.
- Brochettes de blanc de poulet.
- Fromage blanc maigre édulcoré, accompagné d'une cuillère à café de son d'avoine.
- Pruneaux.

❧ Jour N°11 ❦

(Menu adapté à l'excès de cholestérol sanguin)

Petit-déjeuner

- Chicoré édulcorée ou nature.
- Deux crêpes à la farine complète.
- Deux petits suisses **maigres** édulcorés et accompagnés
de mûres fraîches et d'une cuillère à café de graines de sésame.

Déjeuner

- Salade de carottes râpées et d'avocat sauce vinaigrette
(à base d'huile de noix + huile de paraffine), échalote,
ail semoule, graines de fenouil, oignon rouge, sel, poivre.
- Maquereau grillé, piment d'Espelette moulu, sel, poivre.
- Salsifis braisés dans un peu d'huile d'olive
extra-vierge, safran, thym, laurier, sel et poivre.
- Riz au lait et aux abricots secs.

Goûter

- Un yaourt aux fruits à 0% de MG* édulcoré, accompagné
de flocons d'avoine et d'une cuillère à café de son de blé.
- Figues fraîches.

Dîner

- Une dorade cuite au four, aneth, curcuma, sel, poivre.
- Purée de fèves (huile d'olive extra-vierge et lait demi-écrémé).
- Un yaourt à 0% de matière grasse aux fruits.
- Une salade de fruits.

❧ Jour N°12 ☙

(Menu adapté à l'excès de cholestérol sanguin)

Petit-déjeuner

- Pain multicéréales.
- Compote d'abricots sans sucre ajouté.
- Fromage blanc à 0% de matière grasse édulcoré,
accompagné de céréales « all bran ».

Déjeuner

- Tomate, mozzarella, sauce vinaigrette (à base d'huile d'olive
extra-vierge), persil, oignon rouge cru, ail, sel et poivre.
- Poulet rôti (ne pas consommer la peau).
- Quinoa à la sauce tomate.
- Pain multicéréales.
- Deux poignées de noix, noisettes et amandes.

Goûter

- Framboises à la crème pâtissière édulcorée.
- Un bol de lait de chèvre demi-écrémé.

Dîner

- Sardines à l'huile d'olive.
- Salade verte sauce vinaigrette à base d'huile de noix,
une cuillère à café de son de blé, ail semoule, sel, poivre.
- Un yaourt à 0% de matière grasse nature édulcoré
accompagné d'une cuillère à café de graines de sésame.
- Fraises fraîches.

❧ *Jour N°13* ☙

(Menu adapté à l'excès de cholestérol sanguin)

Petit-déjeuner

- Un bol de chicoré au lait demi-écrémé.
- Pain complet.
- St Hubert oméga 3 sans huile de palme.
- Clémentines.

Déjeuner

- Un steak haché à 5% de MG* grillé, sel, poivre.
- Gratin de courgettes (avec leur peau),
nappé d'une béchamel confectionnée avec de l'huile d'olive.
- Semoule au lait édulcorée (« maison »).
- Deux fruits de la passion.

Goûter

- Un verre de lait de chèvre demi-écrémé nature.
- Deux biscuits diététiques riches en graines de sésame (Gerblé).

Dîner

- Carottes râpées sauce vinaigrette à base d'huile de noix,
une cuillère à café de graines de lin, sel, poivre.
- Ragoût de lapin, safran, thym, laurier, sel, poivre,
accompagné de pommes de terre et de petits pois frais.
- Lait de chèvre demi-écrémé nature en boisson.
- Pruneaux.

❦ Jour N°14 ❧
(Menu adapté à l'excès de cholestérol sanguin)

Petit-déjeuner

- Un bol de lait de brebis demi-écrémé nature.
- Deux ou trois crêpes à base de farine de blé **complet**.
- Compote de pruneaux.
- Un jus de pamplemousse rose 100% pur jus **avec pulpe**.

Déjeuner

- Concombre à la crème fraîche à 15% de matières grasses, accompagné d'une cuillère à café de son d'avoine, sel et poivre.
- Pintade rôtie (**ne pas consommer la peau**).
- Boulgour.
- Pain multicéréales.
- Figues fraîches.

Goûter

- Un verre de lait de vache demi-écrémé chocolaté.
- Un choco **à base de farine de blé complète**.
- Une banane mûre.

Dîner

- Filet de truite aux amandes.
- Bouquets de chou brocoli cuits à la vapeur, sel, poivre.
- Pain complet.
- Une crème dessert au choix **light**.
- Une compote de fruits rouges sans sucre ajouté.

❧ *Jour N°15* ❧
(Menu adapté aux diabètes pancréatiques)

Petit-déjeuner

- Un bol de café édulcoré ou nature sans sucre.
- Far breton « maison » édulcoré* (avec pruneaux, sans sucre).

Déjeuner

- Tomates et olives coupées en rondelles,
sauce vinaigrette à base d'huile de noix, sel, poivre.
- Rôti de porc.
- Haricots blancs à la sauce tomate, sel et poivre.
- Pain multigraines.
- Yaourt nature à 0% MG* aux fruits édulcoré
accompagné d'une cuillère à café de graines de sésame.
- Mûres fraîches.

Goûter

- Lait de vache demi-écrémé nature accompagné
de dattes séchées et d'une poignée de céréales « all bran ».

Dîner

- Boudin blanc grillé.
- Poêlée de champignons sauvages,
revenue dans un peu d'huile d'olive extra-vierge, sel, poivre.
- Fromage blanc nature, édulcoré ou non,
accompagné d'une cuillère à café de graines de lin.
- Deux fruits de la passion.

❧ Jour N°16 ☙

(Menu adapté aux diabètes pancréatiques)

Petit-déjeuner

- Chicoré au lait non sucrée mais édulcorée possible.
- Pain aux quatre céréales.
- St Hubert oméga 3 sans huile de palme.
- Un demi-pamplemousse **en fin de repas**.

Déjeuner

- Lasagnes.
- Salade de pissenlits sauce vinaigrette (à base d'huile d'olive extra-vierge), échalote, ail, cerneaux de noix, persil, sel, poivre.
- Pain complet.
- 30g **maximum** de Pont-l'évêque.
- Deux mandarines.

Goûter

- Café au lait demi-écrémé non sucré.
- Deux biscuits riches en céréales complètes «allégés en sucre».
- Un kaki.

Dîner

- Potage enrichi d'un peu de crème fraîche allégée en MG*.
- Filet de maquereau au vin blanc (conserve).
- Chou vert râpé cru sauce yaourt maigre nature, vinaigre, une cuillère à café de son de blé, sel et poivre.
- Salade de fruits au naturel (sans consommer son sirop).

⊷ *Jour N°17* ⊶
(Menu adapté aux diabètes pancréatiques)

Petit-déjeuner

- Un bol de thé vert (nature ou édulcoré).
- Fromage blanc maigre non sucré accompagné de céréales
« all bran » et d'une cuillère à café de son d'avoine.
- Duo de groseilles et de framboises fraîches.

Déjeuner

- Blanc de dinde grillé, cumin, sel, poivre.
- Purée de pois cassés (St Germain).
- Haricots verts sautés dans un peu
d'huile d'olive extra-vierge, cumin, sel, poivre.
- Pain de son.
- Faisselle accompagnée de pruneaux
et d'une cuillère à café de son de blé.

Goûter

- Deux petits suisses édulcorés accompagnés de cassis frais.
- Un choco (à base de farine de blé **complète**).

Dîner

- Un artichaut.
- Poulet basquaise, sel, poivre.
- Riz **complet**.
- Lait de chèvre demi-écrémé en boisson.
- Duo de figues et d'abricots secs.

❧ Jour N°18 ❧

(Menu adapté aux diabètes pancréatiques)

Petit-déjeuner

- Potage de légumes verts.
- Pain aux quatre céréales, grillé.
- Compote de rhubarbe « maison » édulcorée.
- Un yaourt à 0% MG* nature
accompagné d'une cuillère à café de graines de lin.

Déjeuner

- Betterave avec une sauce vinaigrette à base d'huile de noix,
une cuillère à café de son d'avoine, sel et poivre.
- Steak de soja grillé, sel, poivre.
- Tagliatelles **complètes**, accompagnées
d'un peu d'huile d'olive extra-vierge après cuisson.
- Fromage blanc nature édulcoré, accompagné
de framboises fraîches et d'une cuillère à café de graines de lin.

Goûter

- Un yaourt nature à 0% MG* aux fruits, édulcoré ou non.
- Un verre de jus d'orange 100% pur jus **avec pulpe**.

Dîner

- Rognons de porc sauce madère.
- Purée de chou brocoli (beurre, lait, sel, poivre.)
- Pain aux céréales.
- Un yaourt nature enrichi de compote de rhubarbe.

❧ *Jour N°19* ☙

(Menu adapté aux diabètes pancréatiques)

Petit-déjeuner

- Riz au lait confectionné « maison »
édulcoré après cuisson.
- Un verre de jus de clémentines **100% pur jus avec pulpe**.

Déjeuner

- Potage de légumes verts, sel, poivre.
- Mijoté de lapin aux petits pois, cardamome, sel, poivre.
- Quinoa.
- Pain aux quatre céréales.
- Camembert (30g **environ** maximum).
- Une orange sanguine.

Goûter

- Un verre de lait de chèvre demi-écrémé **non sucré**.
- Deux biscuits riches en céréales **complètes sans sucre**.
- Prunes fraîches.

Dîner

- Filets de sardines aux amandes cuits en papillote,
avec du fromage blanc maigre, jus de citron,
une cuillère à café de graines de sésame, sel, poivre.
- Choux de Bruxelles cuits à la vapeur, sel, poivre.
- Pain multicéréales.
- Compote de pruneaux sans sucre ajouté.

❧ *Jour N°20* ☙
(Menu adapté aux diabètes pancréatiques)

Petit-déjeuner

- Lait de brebis demi-écrémé chocolaté **sans sucre**.
- Pain complet frais grillé (grillé soi-même).
- Compote de pommes sans sucre ajouté.
- Deux oranges fraîchement pressées glacées.

Déjeuner

- Un demi-avocat accompagné d'une échalote finement ciselée.
- Chili con carné, (huile d'olive extra-vierge pour son élaboration), piment fort, sel, poivre.
- Riz **complet** cuit à la créole.
- Une crème dessert saveur pistache **édulcorée**.
- Une pêche.

Goûter

- Fromage blanc **non sucré** accompagné de cassis frais, le tout assaisonné d'une poignée de flocons d'avoine sans sucre ajouté et d'une cuillère à café de graines de sésame.

Dîner

- Côtes d'agneau grillées, sel, poivre.
- Epinards braisées dans un peu d'huile d'olive, sel, poivre.
- Pain de seigle complet.
- Un yaourt aux fruits à 0% MG* et édulcoré, accompagné d'une cuillère à café de graines de lin et de morceaux d'abricots frais.

❧ Jour N°21 ❧

(Menu adapté aux diabètes pancréatiques)

Petit-déjeuner

- Un verre de lait de brebis demi-écrémé nature.
- Gâteau au chocolat « maison » **édulcoré au sucralose**.
- Une salade de fruits rouges sans sucre ajouté.

Déjeuner

- Taboulé.
- Une darne de congre cuite au court-bouillon.
- Crème fraîche à 15% MG*, sel, poivre.
- Salade verte à volonté, vinaigrette à base d'huile de noix, persil,
une cuillère à café de son de blé, cerneaux de noix, sel et poivre.
- Pain aux céréales.
- Fromage blanc maigre nature ou édulcoré
accompagné d'amandes, de noisettes et de cerneaux de noix.

Goûter

- Un grand verre de lait de brebis écrémé nature.
- Une compote de rhubarbe **sans sucre** (mais édulcorée).

Dîner

- Salade composée avec du riz **complet** cuit, lardons **nature
dégraissés** cuits, pousses de soja, vinaigrette à base d'huile
de noix, une cuillère à café de son d'avoine, sel, poivre.
- Deux petits suisses maigres édulcorés.
- Dattes séchées.

Chapitre 4
BILAN HEBDOMADAIRE

A la fin de **chaque semaine**, faites le point !

Dans cet exercice qui s'effectue sous la forme de plusieurs tableaux, ce sera votre honnêteté qui paiera, et qui vous permettra de mieux progresser dans votre travail d'apprentissage de l'équilibre de votre alimentation, associé à votre mégacôlon.

Il n'est pas fréquent de tout réussir du premier coup. Rares sont celles et ceux qui obtiennent, dès les premières consultations de suivi diététique aux cabinets, d'excellents résultats. Le plus important, c'est comprendre les règles alimentaires proposées.

A la fin de **chaque semaine**, après remplissage des divers tableaux, vous comptabiliserez un nombre de points global, qui sera représentatif de vos résultats hebdomadaires. Celui-ci vous servira de synthèse extrêmement efficace de la progression, **positive ou négative**, de votre travail diététique en cours.

Dans les tableaux à remplir, **chaque case** de la colonne intitulée « **Cumul des points hebdomadaires** » correspond au cumul des points **pour une semaine**. Chaque colonne de chaque tableau comporte **huit cases**, il vous faudra donc **huit semaines** pour remplir chaque tableau au complet.

Je précise qu'en fonction de l'importance de votre constipation chronique due à votre mégacôlon, que les résultats ne sont généralement pas obtenus dès les premiers jours. **Il faut parfois plusieurs semaines avant d'obtenir à nouveau un transit optimal** !

Je vous conseille de scanner et d'imprimer ces tableaux vierges. Ainsi, une fois remplis, vous pourrez les remplir à nouveau...

Légende des tableaux

Cette légende correspond aux mots accompagnés par un astérisque (*) dans les tableaux qui se succèdent à partir de la page suivante.

* Les **charcuteries grasses** sont : rillettes, pâtés, saucissons, boudin de campagne (abat), saucisse, chair à saucisse, merguez...

* Les **assimilés** des viandes, poissons, œufs sont les plats alimentaires (industriels ou non) à base de viande(s) et/ou de poisson(s) et/ou d'œufs tels des quiches, les pains de poisson, le hachis, les cordons bleus au jambon, les crustacés, mollusques...

* Rendez-vous sur mon site www.cedricmenarddieteticien.com à la rubrique « - **Liste des légumes verts** ».

* Rendez-vous sur : www.cedricmenarddieteticien.com à la rubrique «- **Liste des féculents** ».

* Les **produits laitiers sources de lactose** sont tous les produits laitiers à base de lait de mammifère (vache, chèvre...) **hors lait végétal** : lait de mammifère (vache, brebis, chèvre...) yaourt, crème dessert lactée, petit suisse, fromage blanc...

* Les **sucres rapides** sont tous les produits alimentaires à base de sucre. Attention, les produits édulcorés à base d'aspartame, de sucralose, d'extrait de Stévia... ainsi que les produits alimentaires qui sont dits « light » ou « zéro »... **ne sont pas des produits sucrés**. Les produits sucrés concernés sont : le sucre blanc, sucre roux, les confitures, les gelées, le miel, les sirops, les confiseries, les pâtes à tartiner chocolatées...

* Les **légumes verts les plus riches en fibres** sont les petits pois, artichaut, épinard, haricots verts... (Voir page N°83).

* Les **fruits les plus riches en fibres** sont les fruits secs, fruit de la passion, cassis, groseille, framboise... (Voir page N°90).

Analyse hebdomadaire globale de votre travail diététique

Comportement nutritionnel hebdomadaire global.	Cumul des points hebdomadaires			
Je **n'ai pas** consommé de <u>petit-déjeuner</u>, **tous les jours** de la semaine. *Comptabilisez 0 point.*				
J'ai consommé un <u>petit-déjeuner</u>, **tous les jours** de la semaine. *Comptabilisez 12 points.*				
Je **n'ai pas <u>toujours</u>** respecté au cours des <u>petits-déjeuners</u> de cette semaine, les conseils diététiques de proposés. *Comptabilisez 0 point.*				
J'ai respecté au cours de **chaque** <u>petit-déjeuner</u> de cette semaine, les conseils diététiques de proposés. *Comptabilisez 12 points.*				
Je **n'ai pas** consommé de <u>déjeuner</u>, **tous les jours** de la semaine. *Comptabilisez 0 point.*				

J'ai consommé un <u>déjeuner</u>, **tous les jours** de la semaine. *Comptabilisez 12 points.*				
Je **n'ai pas <u>toujours</u>** respecté au cours des <u>déjeuners</u> de cette semaine, les conseils diététiques de proposés. *Comptabilisez 0 point.*				
J'ai respecté au cours de **chaque** <u>déjeuner</u> de cette semaine, les conseils diététiques de proposés. *Comptabilisez 12 points.*				
Je **n'ai pas** consommé de <u>dîner</u>, **tous les jours** de la semaine. *Comptabilisez 0 point.*				
J'ai consommé un <u>dîner</u>, **tous les jours** de la semaine. *Comptabilisez 12 points.*				
Je **n'ai pas <u>toujours</u>** respecté au cours des <u>dîners</u> de cette semaine, les conseils diététiques de proposés. *Comptabilisez 0 point.*				
J'ai respecté au cours de **chaque** <u>dîner</u> de cette semaine, les conseils diététiques de proposés. *Comptabilisez 12 points.*				
Je **n'ai** pratiqué **<u>aucune</u>** activité physique de la semaine. *Comptabilisez 0 point.*				

J'ai pratiqué une activité physique **régulière** cette semaine. *Comptabilisez 12 points.*				
Il m'est arrivé cette semaine, de réprimer le besoin de déféquer. *Comptabilisez 0 point.*				
Je **n'ai jamais** réprimé le besoin de déféquer cette semaine. *Comptabilisez 12 points.*				
Je **n'ai pas** bu **chaque** jour de la semaine **au moins** deux litres d'eau. *Comptabilisez 0 point.*				
J'ai bu **chaque** jour de la semaine **au moins** deux litres d'eau. *Comptabilisez 12 points.*				
1ᵉʳ sous-total. **Cumul général des points** **hebdomadaires globaux.** **A reporter à la page N°164,** **puis RDV à la page N°150.**				

Trop faible	Faible	Moyen	Elevé	Parfait !
0	27	54	81	108

Baromètre de votre résultat

Analyse hebdomadaire
concernant vos petits-déjeuners

Comportement nutritionnel hebdomadaire au petit-déjeuner.	Cumul des points hebdomadaires			
Je **n'ai jamais** consommé de **petit-déjeuner** cette semaine : **ne remplissez pas ce tableau**. *Comptabilisez 0 point* **dans le tableau de la page N°164, puis RDV à la page N°154.**				
Je **n'ai pas** consommé cette semaine, de petit-déjeuner **tous les jours**. *Comptabilisez 0 point.*				
J'ai consommé un petit-déjeuner **tous les jours** de cette semaine. *Comptabilisez 12 points.*				
J'ai consommé **plus** de matières grasses au petit-déjeuner cette semaine, que la quantité recommandée. *Comptabilisez 0 point.*				
Je **n'ai pas** consommé **plus** de matières grasses au petit-déjeuner cette semaine, que la quantité recommandée. (**ou** je n'en ai pas consommé du tout). *Comptabilisez 5 points.*				

Il m'est arrivé de consommer de la viande, poisson, œuf ou assimilés* au petit-déjeuner cette semaine. *Comptabilisez 0 point.*			
Je **n'ai jamais** consommé de la viande, poisson, œuf ou assimilés* au petit-déjeuner cette semaine. *Comptabilisez 8 points.*			
Je **n'ai pas** consommé à **chaque** petit-déjeuner un féculent* cette semaine. *Comptabilisez 0 point.*			
J'ai consommé à **chaque** petit-déjeuner un féculent* cette semaine. *Comptabilisez 10 points.*			
Les féculents* de consommés cette semaine au petit-déjeuner, **ne** furent **pas toujours** des féculents **complets**. *Comptabilisez 0 point.*			
Les féculents* de consommés cette semaine au petit-déjeuner, furent **toujours** des féculents **complets**. *Comptabilisez 12 points.*			
Il **m'est arrivé** de consommer cette semaine au petit-déjeuner, des aliments riches en graisses et sucre tels : pain au lait, viennoiserie, brioche, pâtisserie... *Comptabilisez 0 point.*			

Je **n'ai jamais** consommé cette semaine au petit-déjeuner, des aliments riches en graisses et sucre tels : pain au lait, viennoiserie, brioche, pâtisserie... *Comptabilisez 8 points.*				
Je **n'ai pas** consommé cette semaine à **chaque** petit-déjeuner, un produit laitier <u>source de lactose</u>*. *Comptabilisez 0 point.*				
J'ai consommé cette semaine à **chaque** petit-déjeuner un produit laitier <u>source de lactose</u>*. *Comptabilisez 10 points.*				
Je souffre d'intolérance au lactose. *Comptabilisez 10 points.* *(Afin de ne pas vous pénaliser).*				
Je **n'ai pas** consommé cette semaine, à **chaque** petit-déjeuner, un fruit et/ou jus de fruits et/ou une compote. *Comptabilisez 0 point.*				
J'ai consommé cette semaine à **chaque** petit-déjeuner, un fruit et/ou jus de fruits et/ou une compote. *Comptabilisez 12 points.*				
Je **n'ai pas** privilégié la consommation des fruits **les plus riches en fibres*** cette semaine au sein du petit-déjeuner. *Comptabilisez 0 point.*				

J'ai privilégié la consommation des fruits **les plus riches en fibres***, cette semaine au sein du petit-déjeuner. *Comptabilisez 12 points.*					
Il m'est arrivé de consommer cette semaine au petit-déjeuner, un ou des produits sucrés*. *Comptabilisez 0 point.*					
Je **n'ai jamais** consommé cette semaine au petit-déjeuner, de produit sucré*. *Comptabilisez 8 points.*					
Vous calculeriez votre consommation totale de **boisson(s)** au petit-déjeuner **et** dans la matinée **à moins** d'un litre. *Comptabilisez 0 point.*					
Vous calculeriez votre consommation totale de **boisson(s)** au petit-déjeuner **et** dans la matinée **à plus** d'un litre. *Comptabilisez 12 points.*					
2ème sous-total. Cumul hebdomadaire des points du petit-déjeuner. A reporter à la page N°164, puis RDV à la page N°154.					

Trop faible	Faible	Moyen	Elevé	Parfait !
0	27	55	82	109

Baromètre de votre résultat

Analyse hebdomadaire
concernant vos déjeuners

Comportement nutritionnel hebdomadaire au déjeuner.	Cumul des points hebdomadaires			
Je **n'ai** <u>**jamais**</u> consommé de **déjeuner** cette semaine : <u>**ne remplissez pas ce tableau**</u>. *Comptabilisez 0 point* **dans le tableau page N°164, puis RDV à la page N°159.**				
Je **n'ai pas** consommé de déjeuner, **tous les jours** de cette semaine. *Comptabilisez 0 point.*				
J'ai consommé un déjeuner, **tous les jours** de cette semaine. *Comptabilisez 12 points.*				
Il m'est arrivé de consommer **<u>plus</u>** que la quantité de matières grasses conseillée, au déjeuner cette semaine. *Comptabilisez 0 point.*				
Je **n'ai** <u>**jamais**</u> consommé **<u>plus</u>** que la quantité de matières grasses conseillée, au déjeuner cette semaine. *Comptabilisez 8 points.*				

Je **n'ai pas** consommé cette semaine à chaque déjeuner, de la viande et/ou du poisson et/ou œuf(s) et/ou assimilé*. *Comptabilisez 0 point.*				
J'ai consommé cette semaine à **chaque** déjeuner de la viande et/ou du poisson et/ou œuf(s) et/ou assimilé*. *Comptabilisez 8 points.*				
Il m'est arrivé de cuisiner au déjeuner mes viandes, poissons, et assimilés* **avec** de la matière grasse cette semaine. *Comptabilisez 0 point.*				
J'ai toujours cuisiné au déjeuner, mes viandes, poissons, et assimilés* **sans** matière grasse cette semaine. *Comptabilisez 10 points.*				
Il m'est arrivé de consommer de la charcuterie grasse* au déjeuner, cette semaine. *Comptabilisez 0 point.*				
Je **n'ai jamais** consommé au déjeuner de charcuterie grasse* cette semaine. *Comptabilisez 8 points.*				
Je **n'ai pas** consommé cette semaine à **chaque** déjeuner un/des féculents*. *Comptabilisez 0 point.*				
J'ai consommé cette semaine à **chaque** déjeuner un/des féculents*. *Comptabilisez 10 points.*				

Les féculents* de consommés cette semaine au déjeuner, **ne** furent **pas** **toujours** des féculents **complets**. *Comptabilisez 0 point.*				
Les féculents* de consommés cette semaine au déjeuner, furent **toujours** des féculents **complets**. *Comptabilisez 12 points.*				
Je **n'ai pas** consommé cette semaine à **chaque** déjeuner des légumes verts*. *Comptabilisez 0 point.*				
J'ai consommé cette semaine à **chaque** déjeuner des légumes verts*. *Comptabilisez 12 points.*				
Je **n'ai pas** privilégié la consommation des légumes verts **les plus riches en fibres***, cette semaine au déjeuner. *Comptabilisez 0 point.*				
J'ai privilégié la consommation des légumes verts **les plus riches en fibres***, cette semaine au déjeuner. *Comptabilisez 12 points.*				
Je **n'ai pas** consommé cette semaine à **chaque** déjeuner, de produit laitier source de lactose*. *Comptabilisez 0 point.*				
J'ai consommé cette semaine à **chaque** déjeuner un produit laitier source de lactose*. *Comptabilisez 10 points.*				

Je souffre d'intolérance au lactose. *Comptabilisez 10 points.* *(Afin de ne pas vous pénaliser).*				
Je **n'ai jamais** consommé de fromage affiné au déjeuner cette semaine. *Comptabilisez 8 points.*				
Je **n'ai pas** consommé cette semaine, de fruit et/ou jus de fruits et/ou compote de fruits à **chaque** déjeuner. *Comptabilisez 0 point.*				
J'ai consommé cette semaine un fruit et/ou jus de fruits et/ou compote de fruits **à chaque** déjeuner. *Comptabilisez 12 points.*				
Je **n'ai pas** privilégié la consommation des fruits les plus riches en fibres*, cette semaine au sein du déjeuner. *Comptabilisez 0 point.*				
J'ai privilégié la consommation des fruits les plus riches en fibres*, cette semaine au sein du déjeuner. *Comptabilisez 12 points.*				
Il m'est arrivé de consommer cette semaine au déjeuner, un ou des produits sucrés*. *Comptabilisez 0 point.*				
Je **n'ai jamais** consommé de produit sucré* au déjeuner cette semaine. *Comptabilisez 8 points.*				

Vous calculeriez votre consommation totale de boisson (hors alcool) au cours du déjeuner **et** dans l'après-midi **à moins** d'un litre. *Comptabilisez 0 point.*				
Vous calculeriez votre consommation totale de boisson (hors alcool) au cours du déjeuner **et** dans l'après-midi **à plus** d'un litre. *Comptabilisez 12 points.*				
Je n'ai pas **régulièrement** consommé cette semaine au déjeuner, du son de blé ou d'avoine, des graines de sésame... *Comptabilisez 0 point.*				
J'ai régulièrement consommé cette semaine au déjeuner, du son de blé ou d'avoine, des graines de sésame... *Comptabilisez 12 points.*				
Je souffre de diverticules coliques. *Comptabilisez 12 points.* *(Afin de ne pas vous pénaliser).*				
3ᵉᵐᵉ sous-total. Cumul des points hebdomadaires du déjeuner. A reporter à la page N°164, puis RDV à la page N°159.				

Trop faible — Faible — Moyen — Elevé — Parfait !

0   41   83   124   166

Baromètre de votre résultat

Analyse hebdomadaire
concernant vos dîners

Comportement nutritionnel hebdomadaire au dîner.	Cumul des points hebdomadaires			
Je **n'ai jamais** consommé de **dîner** cette semaine : **ne remplissez pas ce tableau.** *Comptabilisez 0 point* **dans le tableau de la page N°164.**				
Je **n'ai pas** consommé de dîner **tous les jours** de cette semaine. *Comptabilisez 0 point.*				
J'ai consommé un dîner, **tous les jours** de cette semaine. *Comptabilisez 12 points.*				
Il m'est arrivé de consommer **plus** que la quantité de matières grasses conseillée, au dîner cette semaine. *Comptabilisez 0 point.*				
Je **n'ai jamais** consommé **plus** que la quantité de matières grasses conseillée, au dîner cette semaine *Comptabilisez 8 points.*				

Il m'est arrivé de cuisiner au dîner mes viandes, poissons, et assimilés* **avec** une matière grasse cette semaine. *Comptabilisez 0 point.*				
J'ai toujours cuisiné au dîner, mes viandes, poissons, et assimilés* **sans** matière grasse cette semaine. *Comptabilisez 8 points.*				
Je **n'ai jamais** consommé cette semaine au dîner, de la viande et/ou du poisson et/ou œuf(s) et/ou assimilé*. *Comptabilisez 8 points.*				
Il m'est arrivé de consommer cette semaine, de la charcuterie grasse* au dîner. *Comptabilisez 0 point.*				
Je n'ai consommé **aucune** charcuterie grasse* cette semaine au dîner. *Comptabilisez 10 points.*				
J'ai consommé cette semaine un/des féculents* à **chaque** dîner. *Comptabilisez 5 points.*				
Je **n'ai pas** consommé cette semaine un/des féculents* à **chaque** dîner. *Comptabilisez 5 points.*				
Je **n'ai jamais** consommé cette semaine de féculent* au dîner. *Comptabilisez 5 points.*				

Les féculents* de consommés cette semaine au dîner, furent **toujours** des féculents **complets**. *Comptabilisez 12 points.* (*Comptabilisez ces 12 points,* si vous **n'avez** <u>jamais</u> consommé de féculent au cours de vos dîners cette semaine).				
Je **n'ai pas** consommé à **chaque** dîner, des légumes verts* cette semaine. *Comptabilisez 0 point.*				
J'ai consommé à **chaque** dîner des légumes verts* cette semaine. *Comptabilisez 12 points.*				
Je **n'ai pas** privilégié la consommation des légumes verts **les plus riches en fibres***, cette semaine au dîner. *Comptabilisez 0 point.*				
J'ai privilégié la consommation des légumes verts **les plus riches en fibres***, cette semaine au dîner. *Comptabilisez 12 points.*				
Je **n'ai pas** consommé cette semaine à **chaque** dîner, un produit laitier <u>source de lactose*</u>. *Comptabilisez 0 point.*				
J'ai consommé cette semaine à **chaque** dîner un produit laitier <u>source de lactose*</u>. *Comptabilisez 10 points.*				

Je souffre d'intolérance au lactose. *Comptabilisez 10 points.* *(Afin de ne pas vous pénaliser).*				
Je **n'ai** consommé **<u>aucun</u>** fromage affiné cette semaine au dîner. *Comptabilisez 10 points.*				
Je **n'ai pas** consommé cette semaine, de fruit ou de compote de fruits, à **chaque** dîner. *Comptabilisez 0 point.*				
J'ai consommé **à chaque** dîner cette semaine, un fruit ou une compote. *Comptabilisez 12 points.*				
Je **n'ai pas** privilégié la consommation des fruits **les plus riches en fibres*** cette semaine au sein du dîner. *Comptabilisez 0 point.*				
J'ai privilégié la consommation des fruits **les plus riches en fibres***, cette semaine au sein du dîner. *Comptabilisez 12 points.*				
Il m'est arrivé de consommer cette semaine au dîner, un ou des produits sucrés*. *Comptabilisez 0 point.*				
Je **n'ai jamais** consommé de produit sucré* au dîner, cette semaine. *Comptabilisez 8 points.*				

Je n'ai pas **<u>régulièrement</u>** consommé cette semaine au dîner, du son de blé ou du son d'avoine, graines de sésame... *Comptabilisez 0 point.*			
J'ai <u>régulièrement</u> consommé cette semaine au dîner, du son de blé ou du son d'avoine, graines de sésame... *Comptabilisez 12 points.*			
Je souffre de diverticules coliques. *Comptabilisez 12 points.* *(Afin de ne pas vous pénaliser).*			
Je **n'ai pas** consommé **au moins** trois fois du potage aux dîners cette semaine. *Comptabilisez 0 point.*			
J'ai consommé **au moins** trois fois du potage aux dîners cette semaine. *Comptabilisez 12 points.*			
4ème sous-total. Cumul des points hebdomadaires du dîner. A reporter à la page suivante.			

Trop faible	Faible	Moyen	Elevé	Parfait !
0	39	78	117	155

Baromètre de votre résultat

$\mathcal{B}$ilan hebdomadaire général

DENOMINATION	Points acquis			
1er sous-total : cumul des points hebdomadaires **général**, obtenu **à la page N°149**. *(Puis retournez à la page N°150)*.				
2eme sous-total : cumul des points hebdomadaires **du petit-déjeuner**, obtenu **à la page N°153 (ou N°150)**. *(Puis retournez à la page N°154)*.				
3eme sous-total : cumul des points hebdomadaires **du déjeuner**, obtenu **à la page N°158 (ou N°154)**. *(Puis retournez à la page N°159)*.				
4eme sous-total : cumul des points hebdomadaires **du dîner**, obtenu **à la page N°163 (ou N°159)**.				
Total des points hebdomadaires cumulé.				

Résultats hebdomadaires globaux

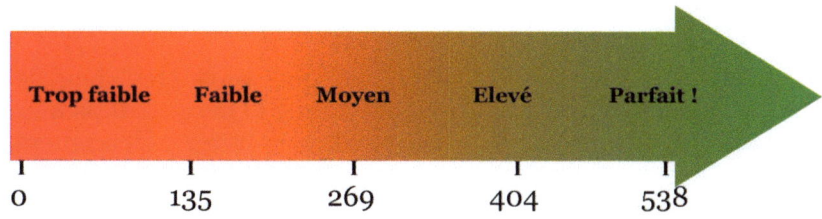

Trop faible	Faible	Moyen	Elevé	Parfait !
0	135	269	404	538

➤ *Vous avez comptabilisé **moins de 178 points inclus.***

- *Rendez-vous à la **page suivante.***

➤ *Vous avez comptabilisé un total de points, compris entre 179 points inclus et 357 points inclus.*

- *Rendez-vous à la page N°167.*

➤ *Vous avez comptabilisé un total de points, compris entre 358 points inclus et 537 points inclus.*

- *Rendez-vous à la page N°168.*

➤ *Vous avez comptabilisé 538 points.*

- *Rendez-vous à la page N°169.*

- Vous avez comptabilisé moins de 178 points inclus ?

Le moins que l'on puisse dire c'est que vous êtes dans le « rouge », et ce, dans tous les sens du terme ! Que s'est-il passé ? Avec de tels résultats, vous ne pouvez pas lutter efficacement contre votre constipation chronique due à votre mégacôlon : ressaisissez-vous ! **N'attendez pas l'apparition des complications, tels des fécalomes pour réagir** !

➤ **Les modifications à apporter dans votre alimentation sont très/trop importantes** ? C'est très probable, cela arrive parfois au sein de ma patientèle. **Ne vous découragez pas, poursuivez vos efforts,** ce sera mieux la semaine prochaine !
➤ **Peut-être n'avez-vous pas bien compris les conseils nutritionnels prodigués au sein de cet ouvrage** ? Dans ce cas, reprenez tout depuis le début ! Cela arrive parfois au sein de ma patientèle, ne vous inquiétez pas : vous allez y arriver !
➤ **Peut-être que votre calcul final des points est faux** ! Si vous avez des doutes, refaites vos comptes !

Quoi qu'il en soit, il va falloir vous y mettre pour de bon, et ce, dès à présent ! Vous ne pouvez pas rester dans cet état d'échec ! Vous pouvez faire **beaucoup** mieux, et **surtout vous le devez** : croyez en vous-même et en vos capacités ! Vous allez y arriver, et cela, dès la semaine prochaine ! J'ai coutume de dire que **l'on apprend beaucoup plus de ses erreurs, que de ses succès.** Faites le point, au calme. Réfléchissez à ce que vous pouvez faire pour améliorer vos résultats hebdomadaires. Bon courage ! De toute façon, vous n'avez pas le choix : vous devez impérativement faire mieux la semaine prochaine.

Objectif pour la semaine prochaine : vous sortez du rouge !

- *Vous avez comptabilisé entre 179 points inclus et 357 points inclus ?*

Vos résultats de cette semaine ne sont pas très glorieux ! Que s'est-il passé ? Avec de tels résultats, vous ne pouvez pas combattre efficacement et sérieusement votre constipation due à votre mégacôlon ! Vos habitudes hygiéno-diététiques actuelles sont presque totalement inadaptées aux patient(e)s atteint(e)s du mégacôlon.

➤ **Les modifications à apporter dans votre alimentation sont très/trop importantes** ? C'est très probable, cela arrive parfois au sein de ma patientelle, d'où l'intérêt d'avoir acheté cet ouvrage (ou de venir me consulter) ! **Ne vous découragez pas**, **poursuivez vos efforts**, vous devez impérativement faire mieux la semaine prochaine !
➤ **Peut-être n'avez-vous pas bien compris les conseils nutritionnels prodigués au sein de cet ouvrage** ? Dans ce cas, reprenez tout depuis le début !

Evidement, plus votre score se rapproche des **357 points**, et mieux c'est, et plus vous descendez vers les **179 points**, et moins bien vos efforts nutritionnels sont et seront payants. Vos résultats sont, à l'heure actuelle, loin d'être parfaitement adaptés à vos problèmes de constipation chronique due à votre mégacôlon. Vous n'êtes pas tout à fait dans l'échec, mais pas non plus dans la réussite ! Il vous reste pas mal de travail à effectuer, pour atteindre dès la semaine prochaine un bien meilleur résultat. Ce n'est jamais très facile de tout réussir dès la ou les premières fois. D'une façon ou d'une autre, vous n'avez pas le choix, vous devez faire mieux pour la semaine prochaine, bon courage !

Objectif pour la semaine prochaine : on passe au moins dans le bleu !

- *Vous avez comptabilisé entre 358 points inclus et 537 points inclus ?*

Vos résultats obtenus cette semaine **ne sont pas mauvais** (loin de là). Cependant, vous n'êtes pas non plus dans **le vert** ! Ce qui signifie que les efforts nutritionnels en cours sont plus ou moins adaptés à votre mégacôlon, mais que vous pouvez, et que **vous devez**, encore mieux faire.

➤ **Les modifications à apporter dans votre alimentation sont très/trop importantes** ? C'est possible, cela arrive parfois au sein de ma patientèle, d'où l'intérêt d'avoir acheté cet ouvrage (ou de venir me consulter) ! **Ne vous découragez pas** : vous serez dans **le vert** la semaine prochaine ! Plus qu'un petit effort !

Evidement, plus votre score se rapproche des **537 points** et mieux c'est, et plus vous descendez vers les **358 points**, et moins bien vos habitudes alimentaires actuelles sont adaptées à votre mégacôlon. Dans leur globalité, les conseils hygiéno-diététiques ont été respectés et compris. Votre alimentation et votre équilibre alimentaire, dans leur ensemble, sont moyennement corrects. **Ce sont de bons à très bons résultats, je vous félicite tout de même**, car je sais à quel point il est parfois difficile, pour beaucoup d'entre vous, d'atteindre cette étape. Cependant, votre alimentation actuelle n'est toujours pas idéale pour **satisfaire aux exigences nutritionnelles imposées par votre mégacôlon**, encore quelques efforts ! Vous êtes très bien parti, ne relâchez rien.

Objectif pour la semaine prochaine : on passe dans le vert !

- Vous avez comptabilisé 538 points.

Un grand **BRAVO !**

Vous y êtes (enfin) arrivé ! C'est du **très bon travail** ! Toutes mes félicitations ! Je sais à quel point il peut être difficile, pour beaucoup d'entre vous, d'obtenir ce résultat optimal et je vous tire mon chapeau !

Votre alimentation ainsi que les règles hygiéno-diététiques, sont actuellement parfaitement adaptées aux exigences nutritionnelles imposées par votre mégacôlon. Vous avez bien compris les règles diététiques proposées, et celles-ci sont bien suivies, c'est parfaitement orchestré.

Surtout ne relâchez rien, poursuivez dans cette dynamique nutritionnelle très positive, car ces habitudes alimentaires seront à suivre **eventuellement à vie**.

☝ **ATTENTION** : ne vous endormez pas non plus « sur vos lauriers » ! Rien n'est totalement acquis ! Restez vigilant(e). Poursuivez, chaque semaine, le remplissage des tableaux, afin de toujours garder un œil sur vos résultats, vous permettant de rester, si possible dans **le vert** ! Bon courage pour la suite !

Objectif pour les semaines futures : on reste, si possible, dans le vert !

Découvrez également ces ouvrages du même auteur...

Recettes et menus pour le mégacôlon.
Menus de printemps pour le mégacôlon.
Menus d'été pour le mégacôlon.
Menus d'automne pour le mégacôlon.
Menus d'hiver pour le mégacôlon.
Dictionnaire alimentaire du mégacôlon.
Mon carnet diététique : le mégacôlon et moi...
Le B.a.-ba de la diététique pour le mégacôlon.
Dictionnaire des modes de cuissons et de conservation
des aliments pour le mégacôlon.
Mon livre de recettes pour le mégacôlon.
J'élabore mon planning de menus
pour mon mégacôlon.

Les pathologies (ou autres*) suivantes sont également traitées sous le même modèle de titres que ci-avant par l'auteur

- L'hypothyroïdie.
- L'infarctus du myocarde.
- La maladie de Crohn.
- La rectocolite hémorragique.
- Les diverticules coliques.
- L'ostéoporose.
- La perte de poids.
- La prise de poids : *la maigreur.
- L'insuffisance cardiaque.
- L'angine de poitrine.
- La constipation.
- Le régime sans gluten.
- Le régime sans lactose.
- Le diabète.
- Les coliques néphrétiques uriques.
- Les coliques néphrétiques calciques.
- La goutte.
- *La diarrhée.
- L'hémochromatose.
- L'anémie.
- La gastrite.

- La maladie de Cushing.
- Les reflux gastro-œsophagiens.
- L'hernie hiatale.
- Les dyspepsies (inconforts digestifs divers).
- *Les femmes allaitantes.
- *Les femmes enceintes.
- L'hypercholestérolémie.
- Le régime sans sel.
- La pancréatite.
- L'ulcère gastrique..
- *Le sport.

Retrouvez dans la collection
« *Ma vie par écrit* »
Les ouvrages de Nicole BOSSY

Le journal de mes invitations
Le journal de mes souvenirs d'enfance
Le journal de ma thérapie
Le journal de mes voyages
Le journal de mes sorties culturelles
Le journal de mes balades et randonnées
Le journal de mes sorties au restaurant
Le journal de mes musiques préférées
Le journal des phrases et citations
que j'aime